精编结直肠肛门外科常见疾病临床诊疗路径

黄忠诚 ◎ 著

科学技术文献出版社
·北京·

图书在版编目（CIP）数据

精编结直肠肛门外科常见疾病临床诊疗路径 / 黄忠诚著. —北京：科学技术文献出版社, 2019.12

ISBN 978-7-5189-6254-9

Ⅰ.①精… Ⅱ.①黄… Ⅲ.①结肠疾病—外科学—诊疗②直肠疾病—外科学—诊疗③肛门疾病—外科学—诊疗 Ⅳ.① R656.9 ② R657.1

中国版本图书馆 CIP 数据核字（2019）第 270633 号

精编结直肠肛门外科常见疾病临床诊疗路径

| 策划编辑：邓晓旭 | 责任编辑：胡 丹 邓晓旭 | 责任校对：张永霞 | 责任出版：张志平 |

出 版 者	科学技术文献出版社
地 址	北京市复兴路15号　邮编　100038
编 务 部	（010）58882938，58882087（传真）
发 行 部	（010）58882868，58882870（传真）
邮 购 部	（010）58882873
官方网址	www.stdp.com.cn
发 行 者	科学技术文献出版社发行　全国各地新华书店经销
印 刷 者	北京虎彩文化传播有限公司
版 次	2019年12月第1版　2019年12月第1次印刷
开 本	787×1092　1/16
字 数	78千
印 张	8
书 号	ISBN 978-7-5189-6254-9
定 价	36.00元

版权所有　违法必究

购买本社图书，凡字迹不清、缺页、倒页、脱页者，本社发行部负责调换

前言

临床诊疗路径是指针对某一疾病建立起一套标准化治疗模式与治疗程序，是一项有关临床治疗的综合模式，是以循证医学证据和指南为指导来促进治疗组织和疾病管理的方法，最终目的是起到规范医疗行为、降低医疗成本、提高医疗质量的作用。相对于指南来说，其内容更简洁，具有易读、适用于多学科多部门、操作方便的特点，是针对特定疾病的诊疗流程、注重治疗过程中各专科间的协同性、注重治疗的结果、注重时间性。

临床诊疗路径是相对于传统路径而实施的。传统路径是每位医师的个人路径，不同的地区、不同的医院、不同的治疗组或者不同的医师针对某一疾病可能采用的不同治疗方案。采用临床诊疗路径后，可以避免传统路径发生同一疾病在不同的地区、不同的医院、不同的治疗组或者不同的医师间出现不同的治疗方案，避免了其随意性，提高了费用、预后等的可评估性。

现将结直肠肛门外科常见疾病临床诊疗路径汇编成册，愿本书能为结直肠肛门外科的临床工作、教学提供参考和帮助，为结直肠肛门外科防治工作做出贡献。

不当之处恳请各位读者批评指正。

黄忠诚

目录

第一章　肠梗阻..001

第二章　小肠间质瘤..011

第三章　急性出血性肠炎..................................021

第四章　结肠癌..029

　　第一节　结肠癌的临床诊疗路径..................................030

　　第二节　结肠癌根治切除手术临床诊疗路径..............037

　　第三节　结肠癌化疗临床诊疗路径..............................044

第五章　直肠癌..049

　　第一节　直肠癌低位前切除手术临床诊疗路径..........050

　　第二节　直肠癌腹会阴联合切除手术临床诊疗路径..057

　　第三节　结直肠癌术后化疗临床诊疗路径..................064

　　第四节　直肠癌化疗临床诊疗路径..............................068

　　第五节　直肠癌术前放疗临床诊疗路径......................073

　　第六节　直肠癌放射治疗临床诊疗路径......................077

第六章　肠外瘘 083

第七章　肛裂 091

第八章　肛周脓肿 097

第九章　肛瘘 105

第十章　血栓性外痔 113

第十一章　直肠息肉 117

参考文献 122

第一章

肠梗阻

一、肠梗阻临床诊疗路径标准住院流程

1. 适用对象

第一诊断为肠梗阻，拟行肠粘连松解术、小肠部分切除吻合术、肠短路吻合术、肠外置术、结肠造口术的患者。

2. 诊断依据

（1）病史：腹痛、腹胀、呕吐、无排便排气等。

（2）体征：肠梗阻早期患者表情痛苦，严重者可出现脱水、虚弱甚至休克等现象。

（3）查体：腹部查体可见腹胀、肠型、蠕动波，触诊可有压痛，叩诊鼓音，听诊肠鸣音活跃，可闻及气过水声及高调金属音或振水音。绞窄性肠梗阻，可表现为腹膜炎体征，有时可有移动性浊音，腹壁压痛，肠鸣音微弱或消失。

（4）辅助检查：白细胞计数、血红蛋白和红细胞比容都可增高，尿比重增高，血气分析、血生化、肾功能紊乱。X线检查可辅助诊断。

3. 进入路径标准

经保守治疗无效拟行肠粘连松解术、小肠部分切除吻合术、肠短路吻合术、肠外置术、结肠造口术。

4. 标准住院日

一般为7～15天。

5. 住院期间的检查项目

（1）必需的检查项目：①血常规、尿常规；②肝肾功能、电解质、凝血功能、血型、血淀粉酶、感染性疾病筛查（乙肝、丙肝、艾滋病、梅毒等）；

③腹部立卧位片、胸部正位片；④心电图。

（2）可根据患者病情选择检查项目：如消化系统肿瘤标志物检查、腹部超声检查、腹部 CT、肺功能测定、钡灌肠或结肠镜、动脉血气分析、超声心动图等。

6. 治疗方案的选择

（1）禁食、禁饮、胃肠减压。

（2）补充水、电解质。

（3）纠正酸碱平衡。

7. 预防性抗菌药物选择与使用时机

建议使用第二代头孢菌素或头孢曲松或头孢噻肟，可视病情加用甲硝唑；明确感染患者，可根据药敏试验结果调整抗菌药物。需要注意的是预防性抗生素须在术前 0.5～2.0 小时使用。

8. 手术日

（1）麻醉方式：气管插管下全身麻醉。

（2）术中用药：麻醉常规用药。

（3）输血：根据术前血红蛋白状况及术中出血情况决定。

（4）手术方式：肠粘连松解术、小肠部分切除吻合术、肠短路吻合术、肠外置术、结肠造口术。

9. 术后 5～11 天

（1）必须复查的检查项目如血常规、肝功能、肾功能、电解质等。

（2）术后用药：建议使用第二代头孢菌素或头孢曲松或头孢噻肟 1～3 天；明确感染患者，可根据药敏试验结果调整抗菌药物。

（3）术后应给予饮食指导。

10. 出院标准

（1）患者一般情况良好，恢复正常饮食，恢复排气排便。

（2）切口愈合良好，伤口无感染，无皮下积液（或门诊可处理的少量积液）。

（3）体温正常，腹部无阳性体征，相关实验室检查结果和腹平片基本正常，没有需要住院处理的并发症和（或）合并症。

11. 变异及原因分析

（1）术前合并其他影响手术的基础疾病，需要进行相关的诊断和治疗。

（2）术前根据患者病情初步确定手术方式，术中视患者情况确定是否更改手术方式。

（3）机械性肠梗阻患者术中活检提示肿瘤、结核、Crohn's 病、胰腺炎等相应疾病时，应转入相应临床诊疗路径管理。

（4）手术后继发切口感染、腹腔内感染、肠瘘、肠梗阻、吻合口出血等并发症，会导致围术期住院时间延长与费用增加。

（5）住院后出现其他内、外科疾病需进一步明确诊断，会导致住院时间延长与费用增加。

第一章 肠梗阻

二、肠梗阻临床诊疗路径表（表1～表4）

表1 肠梗阻临床诊疗路径A

时间	住院第1天	住院第2~第4天
主要诊疗工作	□ 询问病史 □ 完成住院病历和首次病程记录书写 □ 开检查、检验单 □ 上级医师查房 □ 初步确定诊治方案和特殊检查项目	□ 上级医师查房 □ 完成术前准备与术前评估书写 □ 完成必要的相关科室会诊 □ 根据各项检验及检查结果，进行术前讨论，确定治疗方案
重点医嘱	长期医嘱 □ 普通外科护理常规 □ 一级或二级护理 □ 禁食、禁饮 □ 留置胃管，胃肠减压，胃管记量（必要时） □ 记24小时出入量 □ 通便灌肠（必要时） □ 制酸剂（必要时） □ 维持电解质平衡 □ 抗菌药物 临时医嘱 □ 血常规、尿常规 □ 肝肾功能、电解质、凝血功能、血型、血尿淀粉酶、感染性疾病筛查 □ 腹部卧立位片、胸部正位片、心电图 □ 肺功能测定、超声心动图、CT □ 动脉血气分析（必要时）	长期医嘱 □ 患者既往基础用药 □ 若有梗阻或轻中度营养不良者，给予静脉肠外营养治疗 □ 其他相关治疗 临时医嘱 □ 相关专科医师会诊 □ 术前营养支持（必要时） □ 复查有异常的检查及化验
主要护理工作	□ 入院介绍 □ 入院评估 □ 生活护理 □ 停留胃管 □ 停留尿管（必要时） □ 记录24小时出入量 □ 健康教育：活动指导、饮食指导、患者相关检查配合的指导、疾病知识指导、术前指导、用药指导、心理支持 □ 留置管道护理及指导 □ 治疗护理 □ 密切观察患者病情变化	□ 静脉抽血 □ 健康教育 □ 术前禁食、禁饮 □ 术前沐浴、更衣，取下假牙、饰物 □ 告知患者及家属术前流程及注意事项 □ 备皮、配血、药物过敏试验等 □ 术前手术物品准备 □ 促进睡眠（环境、药物） □ 心理支持（患者及家属）
病情变异记录	□ 无 □ 有 □ 原因：	□ 无 □ 有 □ 原因：
护士签名		
医师签名		

表2 肠梗阻临床诊疗路径B

时间	住院第3～第5天（术前1天）	住院第4～第7天	
		术前与术中	术后
主要诊疗工作	□ 手术医嘱 □ 完成上级医师查房 □ 完成术前小结书写 □ 术前造口评估 □ 完成术前总结书写 □ 向患者及家属交代病情、手术安排及围术期注意事项 □ 签署术知情同意书、自费用品协议书、输血同意书、麻醉同意书、授权委托书	□ 送患者入手术室 □ 麻醉准备 □ 监测生命体征 □ 施行手术 □ 保持各引流管通畅 □ 解剖标本，送病理检查	□ 完成手术记录、麻醉记录和术后当天的病程记录书写 □ 上级医师查房 □ 向患者及家属交代病情及术后注意事项，有切除标本时送病理检查
重点医嘱	长期医嘱 □ 外科二级护理常规 □ 半流质饮食 临时医嘱 □ 术前医嘱： 　1）在气管内插管全身麻醉下行肠梗阻松解术 　2）备皮及造口定位 　3）术前禁食4～6小时，禁饮2～4小时 　4）必要时行肠道准备 　5）麻醉前用药 　6）术前留置胃管和尿管 □ 准备术中特殊用药 □ 备血 □ 药物过敏试验	长期医嘱 □ 肠梗阻护理常规 □ 一级护理 □ 禁食 临时医嘱 □ 术前0.5小时使用抗菌药物 □ 液体治疗 □ 相应治疗（视情况）	长期医嘱 □ 普通外科术后护理常规 □ 一级护理 □ 禁食、禁饮 □ 记24小时出入量 □ 留置胃管，胃肠减压，胃管记量 □ 腹腔引流记量 □ 尿管接袋记量 □ 抗菌药物 □ 制酸剂、生长抑素（必要时） □ 液体治疗 临时医嘱 □ 术后急查血生化、肝肾功能、血常规、血淀粉酶 □ 心电监护、吸氧 □ 其他特殊医嘱
主要护理工作	□ 患者活动：无限制 □ 禁食 □ 心理支持 □ 进行备皮、肠道准备等 □ 告知患者手术流程及注意事项	□ 术晨按医嘱清洁肠道，留置胃管、尿管 □ 告知术前注射麻醉用药后注意事项 □ 术前注射麻醉用药 □ 健康教育 □ 禁饮、禁食 □ 陪送患者入手术室 □ 心理支持（患者及家属）	□ 协助改变体位，指导有效咳嗽排痰 □ 生活护理（一级护理） □ 禁食、禁饮 □ 密切观察患者病情变化 □ 观察患者腹部体征及肠功能恢复情况 □ 疼痛护理、皮肤护理、管道护理及指导、治疗护理 □ 记录24小时出入量 □ 营养支持护理 □ 造口护理（必要时） □ 心理支持（患者及家属）

第一章 肠梗阻

续表

时间	住院第3～第5天 （术前1天）	住院第4～第7天	
		术前与术中	术后
病情变异记录	□无 □有 □原因：	□无 □有 □原因：	□无 □有 □原因：
护士签名			
医师签名			

表3 肠梗阻临床诊疗路径C

时间	住院第5～第8天 （术后第1天）	住院第6～第9天 （术后第2天）	住院第7～第10天 （术后第3天）
主要诊疗工作	□上级医师查房 □注意胃管、腹腔引流量及引流物性状 □注意观察体温、血压等生命体征 □观察肠功能恢复情况 □观察切口情况 □完成常规病程记录书写 □评估镇痛效果（视情况）	□上级医师查房 □观察病情变化 □观察引流量和引流物性状 □评估镇痛效果（视情况） □复查实验室检查 □住院医师完成常规病程记录书写 □必要时进行相关特殊检查	□上级医师查房 □住院医师完成病历书写 □注意引流量变化 □注意观察体温、血压等 □根据引流情况明确是否可以拔除引流管 □复查化验检查
重点医嘱	长期医嘱 □一级或二级护理 □禁食、禁饮 □记录24小时出入量 □留置胃管，胃肠减压，胃管记量（视情况早期拔除） □腹腔引流记量 □尿管接袋记量（视情况） □心电监护、吸氧 □液体治疗 临时医嘱 □早期拔除胃管、尿管、引流管（视情况）	长期医嘱 □继续监测生命体征（视情况） □肠外营养支持或液体治疗 □无感染证据时停用抗菌药物 临时医嘱 □营养支持或液体支持 □血常规、血生化、肝功能	长期医嘱 □二级或三级护理 □禁食、禁饮 □停腹腔引流记量 □停尿管接袋记量 □停胃肠减压、胃管记量 □液体治疗 临时医嘱 □手术伤口更换敷料 □复查血常规、肝肾功能、电解质

续表

时间	住院第5～第8天 (术后第1天)	住院第6～第9天 (术后第2天)	住院第7～第10天 (术后第3天)
主要护理工作	□ 协助翻身、取半卧或斜坡卧位 □ 指导床上活动生活护理（一级护理） □ 禁食、禁饮 □ 密切观察患者病情变化 □ 观察患者腹部体征及肠道功能恢复情况 □ 记录24小时出入量 □ 疼痛护理 □ 皮肤护理 □ 管道护理 □ 指导营养支持护理 □ 治疗护理 □ 造口护理（必要时） □ 康复指导（运动指导）	□ 取半卧位，指导患者进行床上或床边活动 □ 禁食、禁饮 □ 疼痛护理 □ 留置管道护理 □ 生活护理（一级护理） □ 观察患者腹部体征、伤口愈合、胃肠道功能恢复情况 □ 皮肤护理 □ 营养支持护理 □ 心理支持（患者及家属） □ 康复指导	□ 斜坡卧位，协助患者进行下床活动 □ 协助生活护理 □ 禁食、禁饮 □ 密切观察患者病情变化 □ 观察患者腹部体征及肠道功能恢复情况 □ 遵医嘱拔除胃管、尿管 □ 营养支持护理 □ 造口护理（必要时） □ 心理支持（患者及家属） □ 康复指导 □ 静脉抽血
病情变异记录	□ 无 □ 有 □ 原因：	□ 无 □ 有 □ 原因：	□ 无 □ 有 □ 原因：
护士签名			
医师签名			

表4 肠梗阻临床诊疗路径 D

时间	住院第11～第12天 (术后第4～第5天)	住院第13～第14天 (术后第6天)	住院第15天 (出院日)
主要诊疗工作	□ 上级医师查房，确定有无手术并发症和手术切口感染 □ 住院医师完成病程记录书写 □ 根据肠功能恢复情况，逐步恢复到流质饮食，减少补液 □ 注意观察体温、血压 □ 复查相关检查	□ 上级医师查房，确定有无手术并发症和手术切口感染 □ 完成日常病程记录书写	□ 上级医师查房，进行手术伤口评估，确定患者有无手术并发症和切口愈合不良情况，明确患者是否可以出院 □ 通知患者及其家属办理出院 □ 向患者及其家属交代出院后注意事项，预约复诊及拆线日期 □ 完成出院记录、病案首页、出院证明书写 □ 将"出院小结"副本交给患者或其家属

续表

时间	住院第11～第12天 （术后第4～第5天）	住院第13～第14天 （术后第6天）	住院第15天 （出院日）
重点医嘱	长期医嘱 □ 二级或三级护理 □ 流质饮食 □ 补液 临时医嘱 □ 伤口换药	长期医嘱 □ 三级护理 □ 半流食饮食 临时医嘱 □ 复查血常规、电解质、肝肾功能	临时医嘱 □ 根据患者全身状况决定检查项目 □ 拆线、换药 □ 出院带药
主要护理工作	□ 自主体位，鼓励患者离床活动 □ 协助生活护理 □ 流质饮食指导 □ 密切观察患者病情变化 □ 营养支持护理 □ 造口护理（必要时） □ 康复指导	□ 协助生活护理 □ 半流质饮食指导 □ 密切观察患者病情变化 □ 造口护理（必要时） □ 静脉抽血 □ 康复指导	□ 出院指导 □ 办理出院手续 □ 预约复诊时间 □ 作息、饮食、活动指导 □ 服药指导 □ 日常保健指导 □ 日常卫生指导 □ 疾病知识及后续治疗宣教 □ 造口护理教育
病情变异记录	□ 无 □ 有 □ 原因：	□ 无 □ 有 □ 原因：	□ 无 □ 有 □ 原因：
护士签名			
医师签名			

第二章

小肠间质瘤

一、小肠间质瘤临床诊疗路径标准住院流程

1. 适用对象

第一诊断为小肠间质瘤拟行小肠间质瘤根治术的患者。

2. 诊断依据

（1）有以下临床表现者须高度警惕有小肠间质瘤的可能性：①原因不明的小肠梗阻或反复发作的不完全性小肠梗阻且可以除外术后肠粘连及腹壁疝的患者；②原因不明出现下腹部及脐周肿块患者；③原因不明出现食欲减退、消瘦、腹痛、反复消化道出血，且食管、胃、结肠等部位相关检查未发现病变者；④原因不明的慢性腹泻或慢性小肠穿孔及腹部伴有压痛者。

（2）小肠间质瘤的确诊需要多学科综合诊断，目前主要依靠：①组织学符合典型小肠间质瘤、CD117 阳性的病例可做出小肠间质瘤的诊断。②对于组织学符合典型小肠间质瘤、CD117 阴性的肿瘤，应检测 *c-kit* 或 *PDGFRα* 基因的突变，以明确小肠间质瘤诊断。③对于组织学符合典型小肠间质瘤、CD117 阴性、且 *c-kit* 或 *PDGFRα* 基因无突变的病例，在排除其他肿瘤（如平滑肌肿瘤、神经源性肿瘤等）后也可做出小肠间质瘤的诊断。

3. 选择治疗方案的依据

小肠间质瘤的治疗原则仍然是以手术治疗为首选方案，一般可进行肠段切除肠吻合术。

手术治疗的基本原则是进行肿瘤所在肠段及其相应肠系膜的整块切除，对于低危的小肠间质瘤，通常不需要进行区域淋巴结清扫。切除肠段的范围应根据结扎血管后的血运情况而定，至少须切除肿瘤边缘的近侧和远侧的正常肠段。

4. 标准住院日

一般为 11～18 天。

5. 进入路径标准

（1）第一诊断必须符合小肠间质瘤疾病编码。

（2）当患者合并其他疾病，但不需要特殊处理也不影响第一诊断的临床诊疗路径流程实施时，可以进入路径。

6. 术前准备

（1）必需的检查项目：①血常规、血型、尿常规、便常规+潜血；②肝肾功能、电解质、凝血功能、肿瘤标志物检查、感染性疾病筛查（乙肝、丙肝、艾滋病、梅毒等）；③胸片、腹部或盆腔CT平扫和增强、心电图。

（2）为明确术前诊断，可考虑进一步检查：①消化道气钡双重造影，以便了解肿瘤部位及性质和有无肠梗阻等；②腹部或盆腔MRI，以便进一步了解肿瘤侵犯情况及查找肿瘤转移证据。③超声心动图，以便了解心脏形态及其功能。

（3）改善患者全身情况；如改善营养状况（能口服者首选肠内营养，梗阻者可给予肠外营养），纠正贫血和低蛋白血症（可少量多次输注红细胞）。

（4）对症处理：如使用止泻药和解痉药物治疗患者腹泻和腹痛等。

（5）如果患者有其他系统的合并症应及时请相关科室会诊，协助处理及评估手术风险。

7. 预防性抗菌药物选择与使用时机

（1）可考虑使用第一、第二代头孢菌素+甲硝唑；明确感染者，可根据药敏试验结果调整抗菌药物。

（2）经验用药：如有继发感染体征，应尽早开始抗菌药物的经验治疗。经验治疗须选用能覆盖肠道革兰阴性杆菌、肠球菌属等需氧菌和脆弱拟杆菌等厌氧菌的药物。

（3）预防用药：预防性抗菌药物使用时间为术前 0.5 小时，手术时长每超过 3 小时则加用 1 次抗菌药物；总预防性用药时间一般不超过 24 小时，个别情况可延长至 48 小时。

8. 手术日（一般为入院第 4～第 7 天）

（1）麻醉方式：气管插管下全身麻醉或硬膜外麻醉。

（2）手术方式：可根据肿瘤的病变部位及大小选择不同的术式及范围。

（3）手术内置物：吻合器、肠内营养穿刺套管和引流管等。

（4）术中用药：麻醉常规用药和补充血容量药物（晶体、胶体），视情况使用止血药、血管活性药物。

（5）输血：根据术前血红蛋白及术中出血情况而定。

（6）病理学检查：切除标本后作病理学检查，必要时行术中冷冻病理学检查。

（7）术中须注意防止肿瘤种植和残留，小肠间质瘤与一般胃肠道肿瘤不同，其仅有一薄层包膜，存在一定张力，稍一触碰就极易出血破溃，从而导致腹腔播散。因此，原则上不主张行瘤体触摸探查，建议行非接触性手术切除，避免过度翻动肠管和系膜。术中如果肿瘤即将破溃，可用纱布垫覆盖肿瘤并缝于胃壁或系膜上，防止医源性播散。

9. 术后住院恢复期

（1）复查的检查项目可根据患者情况而定，常规复查有血常规、电解质、肝功能、凝血功能、肿瘤标志物等。必要时可行CT、B超、造影等检查。

（2）术后用药：①抗菌药物可考虑使用第一、第二代头孢菌素＋甲硝唑；明确感染者，可根据药敏试验结果调整抗菌药物。②根据病情选择使用制酸剂、止血药、化痰药等。

（3）可根据患者病情拔除胃管、尿管、引流管、深静脉穿刺管。

（4）术后应监测胃肠道功能恢复情况，注意观察伤口愈合情况，并指导患者术后饮食。

10. 出院标准

（1）生命体征平稳。

（2）引流管拔除，伤口无感染。

（3）无发热，白细胞正常。

（4）饮食恢复，无须静脉补液。

（5）无须住院处理的其他并发症或合并症。

11. 变异及原因分析

（1）对手术产生影响的合并症及并发症，如肠梗阻、腹腔感染等，需要进行相关的诊断和治疗。

（2）术前危险度评估不准确者，术中可根据探查结果改变术式。

（3）术中必要时可留置空肠营养管。

（4）术后出现严重并发症及合并症者，应转入相应临床诊疗路径。

二、小肠间质瘤临床诊疗路径表（表5～表7）

表5　小肠间质瘤临床诊疗路径A

时间	住院第1天	住院第2～第5天	住院第3～第6天
主要诊疗工作	□ 询问病史 □ 体格检查 □ 完成住院病历和首次病程记录书写 □ 开检查、检验单 □ 上级医师查房 □ 初步确定诊治方案和特殊检查项目	□ 上级医师查房 □ 完成术前准备与术前评估 □ 完成必要的相关科室会诊 □ 根据检查检验结果，进行术前讨论，确定治疗方案	□ 申请手术及开手术医嘱 □ 住院医师完成上级医师查房记录、术前讨论、术前小结书写 □ 向患者及家属交代病情、手术安排及围术期注意事项 □ 签署手术知情同意书（含标本处置）、自费用品协议书、输血同意书、麻醉同意书或签权委托书
重点医嘱	长期医嘱 □ 外科二级或三级护理常规 □ 饮食可根据患者情况而定 临时医嘱 □ 血常规、血型、尿常规、便常规+潜血 □ 凝血功能、电解质、肝肾功能、消化系统肿瘤标志物、感染性疾病筛查 □ 心电图、胸片、腹部/盆腔CT平扫+增强 □ 必要时行血气分析、肺功能、超声心动图、消化道气钡双重造影、腹部/盆腔MRI等	长期医嘱 □ 患者既往基础用药 □ 若并发肠梗阻者，给予肠外营养治疗和液体治疗，同时按肠梗阻进行相应治疗 □ 其他相关治疗 临时医嘱 □ 相关科室会诊 □ 复查有异常的化验及检查	长期医嘱 □ 患者既往基础用药 临时医嘱 □ 术前医嘱 1）常规准备明日在气管内全麻或硬膜外麻下行小肠间质瘤根治术 2）备皮 3）术前禁食4～6小时，禁饮2～4小时 4）肠道准备（清洁肠道和抗菌药物） 5）麻醉前用药 6）术前留置胃管和尿管，术中特殊用药 □ 备血 □ 带影像学资料入手术室 □ 必要时准备术中内镜检查 □ 必要时预约ICU
主要护理工作	□ 入院介绍 □ 入院评估 □ 健康教育 □ 活动指导 □ 饮食指导 □ 指导患者如何配合进行相关检查 □ 病情观察 □ 心理支持	□ 静脉抽血 □ 健康教育 □ 饮食指导 □ 疾病知识教育 □ 术前指导 □ 治疗护理 □ 病情观察 □ 心理支持	□ 健康教育 □ 术前禁食、禁饮 □ 术前取下义齿、饰物等 □ 告知患者及家属术前流程及注意事项 □ 备皮、配血、肠道准备等 □ 术前手术物品准备 □ 治疗护理 □ 病情观察 □ 促进睡眠（环境、药物） □ 心理支持
病情变异记录	□ 无 □ 有 □ 原因：	□ 无 □ 有 □ 原因：	□ 无 □ 有 □ 原因：
护士签名			

续表

时间	住院第1天	住院第2～第5天	住院第3～第6天
医师签名			

表6 小肠间质瘤临床诊疗路径B

时间	住院第4～第7天（手术日）		住院第5～第8天（术后第1天）
	术前与术中	术后	
主要诊疗工作	□ 送患者入手术室 □ 麻醉准备，监测生命体征 □ 施行手术 □ 保持各引流管通畅 □ 解剖标本，送病理检查	□ 麻醉医师完成麻醉记录书写 □ 完成术后首次病程记录书写 □ 完成手术记录书写 □ 向患者及家属说明手术情况	□ 上级医师查房 □ 观察病情变化 □ 观察引流量和引流物性状 □ 检查手术伤口，更换敷料 □ 分析实验室检验结果 □ 维持水电解质平衡 □ 住院医师完成常规病程记录书写
重点医嘱	长期医嘱 □ 小肠间质瘤护理常规 □ 一级或二级护理 □ 禁食 临时医嘱 □ 术前0.5小时使用抗菌药物 □ 液体治疗 □ 相应治疗（视情况）	长期医嘱 □ 小肠间质瘤根治术后护理常规 □ 一级护理 □ 禁食 □ 监测生命体征 □ 记录24小时出入量 □ 常规雾化吸入 □ 术后镇痛护理常规 □ 胃管接负压瓶吸引并记量（视情况） □ 腹腔引流管接负压瓶吸引并记量 □ 尿管接尿袋记尿量 □ 预防性抗菌药物使用 □ 监测血糖（视情况） □ 必要时测定中心静脉压，必要时使用化痰药、制酸剂及生长抑素等 临时医嘱 □ 吸氧 □ 液体治疗 □ 术后当天查血常规和血生化 □ 必要时查血尿淀粉酶、凝血功能等 □ 明晨查血常规、血生化和肝功能等	长期医嘱 □ 患者既往基础用药 □ 肠外营养治疗 临时医嘱 □ 液体治疗及纠正水电解质失衡 □ 更换手术伤口敷料 □ 必要时测定中心静脉压 □ 根据病情变化施行相关治疗 □ 明晨查血常规、血生化等

续表

时间	住院第4~第7天（手术日）		住院第5~第8天（术后第1天）
	术前与术中	术后	
主要护理工作	□ 术晨按医嘱清洁肠道，停留胃管、尿管 □ 健康教育 □ 禁饮、禁食 □ 指导术前注射麻醉用药后注意事项 □ 陪送患者入手术室 □ 心理支持 □ 术后麻醉苏醒准备	□ 协助改变体位及足部活动 □ 禁食、禁饮 □ 并发症的观察与预防 □ 疼痛护理 □ 生活护理（一级护理） □ 皮肤护理 □ 管道护理及指导 □ 营养支持护理 □ 记录24小时出入量 □ 心理支持（患者及家属）	□ 斜坡卧位 □ 密切观察患者病情变化 □ 并发症的观察与预防 □ 疼痛护理 □ 生活护理（一级护理） □ 皮肤护理 □ 管道护理及指导 □ 营养支持护理 □ 记录24小时出入量 □ 心理支持（患者及家属） □ 康复指导（运动指导）
病情变异记录	□ 无 □ 有 □ 原因：		□ 无 □ 有 □ 原因：
护士签名			
医师签名			

表7 小肠间质瘤临床诊疗路径C

时间	住院第6~第9天（术后第2~第3天）	住院第8~第10天（术后第4~第6天）	住院第11~第18天（出院日）
主要诊疗工作	□ 上级医师查房 □ 观察病情变化 □ 观察引流量和引流物性状 □ 复查实验室检查 □ 住院医师完成常规病程书写 □ 必要时给予相关特殊检查	□ 上级医师查房 □ 观察腹部体征和肠功能恢复情况 □ 观察引流量和引流物性状 □ 根据手术情况和术后病理结果，进行肿瘤分期与后续治疗评定 □ 住院医师完成常规病程记录书写 □ 必要时给予相关特殊检查	□ 上级医师查房 □ 拆线 □ 明确是否符合出院标准 □ 完成出院记录、病案首页、出院证明书写 □ 通知患者及家属 □ 向患者告知出院后注意事项，如康复计划、返院复诊、后续治疗及相关并发症的处理等 □ 出院小结、疾病证明书及出院须知交予患者

续表

时间	住院第6～第9天（术后第2～第3天）	住院第8～第10天（术后第4～第6天）	住院第11～第18天（出院日）
重点医嘱	长期医嘱 □ 继续监测生命体征（视情况） □ 拔除引流管（视情况） □ 拔除胃管（视情况） □ 拔除尿管（视情况） □ 肠外营养支持或液体治疗 临时医嘱 □ 其他相关治疗 □ 血常规、生化全项、肝肾功能等 □ 无感染证据时停用抗菌药物	长期医嘱 □ 二级或三级护理（视情况） □ 肛门排气后改成流质饮食 □ 拔除深静脉留置管（视情况） □ 停止记录24小时出入量 □ 逐步减少或停止肠外营养支持和液体治疗 临时医嘱 □ 液体支持 □ 复查血常规、电解质、肝功能等 □ 必要时行胸片、CT、B超、造影等检查	临时医嘱 □ 拆线 □ 出院医嘱 □ 出院后相关用药
主要护理工作	□ 患者进行指导床上或床边活动 □ 禁食 □ 疼痛护理 □ 拔除胃管、尿管 □ 观察腹部体征及肠道功能恢复情况 □ 观察与预防并发症的发生 □ 生活护理（一级护理） □ 皮肤护理 □ 营养支持护理 □ 心理支持（患者及家属） □ 康复指导	□ 自主体位，鼓励患者离床活动 □ 流质或半流质饮食 □ 协助或指导生活护理 □ 观察与预防并发症的发生 □ 营养支持护理 □ 康复指导	□ 出院指导 □ 办理出院手续 □ 复诊时间 □ 作息、饮食、活动、服药指导 □ 日常保健指导 □ 日常卫生指导 □ 普及疾病知识及后续治疗
病情变异记录	□ 无 □ 有 □ 原因：	□ 无 □ 有 □ 原因：	□ 无 □ 有 □ 原因：
护士签名			
医师签名			

第三章

急性出血性肠炎

一、急性出血性肠炎临床诊疗路径标准住院流程

1. 适用对象

第一诊断为急性出血性肠炎拟行小肠部分切除术的患者。

2. 诊断依据

（1）病史：有腹痛、腹泻、腹胀、呕吐、血便、发热等症状；发病前有不洁饮食史或上呼吸道感染史。

（2）体征：腹膜炎征象。

（3）辅助检查：血常规、便常规＋潜血；腹部和盆腔增强CT+小肠重建；腹腔穿刺。

3. 进入路径标准

（1）第一诊断必须符合急性出血性肠炎。

（2）符合以下指征拟行小肠部分切除术者：①因肠坏死或肠穿孔而出现腹膜刺激征象；②反复肠道大量出血，非手术治疗无法控制；③在非手术治疗下，肠梗阻的表现逐渐严重；④局部体征加重，全身中毒症状明显，有休克的倾向；⑤诊断不能确定，不能排除其他急需手术治疗的急腹症者。

（3）当患者同时具有其他疾病诊断但在住院期间不需要特殊处理，也不影响第一诊断的临床诊疗路径流程实施时，可以进入路径。

4. 标准住院日

一般为7～12天。

5. 住院期间的检查项目

（1）必需的检查项目：①血尿常规、血型、便常规＋潜血；②肝肾功能、电解质、凝血功能、感染性疾病筛查（乙肝、丙肝、艾滋病、梅毒等）；

③腹部和盆腔增强 CT+ 小肠重建；④心电图和胸片；⑤腹腔穿刺。

（2）可根据患者病情选择进行的检查项目：①肺功能测定、超声心动图、动脉血气分析等；②必要时行胃肠镜鉴别诊断。

6. 治疗方案的选择

（1）符合以下指征需考虑行手术治疗：①因肠坏死或肠穿孔而出现腹膜刺激征象；②肠道反复大量出血，非手术治疗无法控制；③在非手术治疗下，肠梗阻的表现逐渐严重；④体征加重，全身中毒症状明显，有休克的倾向；⑤诊断不能确定，不能排除其他急需手术治疗的急腹症者。

（2）术前予以保守治疗：①禁食、胃肠减压；②积极纠正水电解质平衡、贫血、中毒性休克等。

7. 预防性抗菌药物选择与使用时机

应结合患者的病情决定抗菌药物的使用，建议使用广谱抗生素与甲硝唑以控制肠道细菌特别是厌氧菌的生长。

8. 进入路径 24 小时内

（1）麻醉方式：气管插管下全身麻醉。

（2）手术方式：小肠部分切除术。

（3）手术内置物：可能使用闭合器（肠道重建）；胃管、腹腔引流管；根据术中情况决定是否放置中心静脉导管。

（4）术中用药：麻醉常规用药。

（5）输血：视术中情况定。

（6）一般不行术中快速冰冻病理检查。

9. 术后恢复期

（1）必须复查的检查项目：血常规、肝肾功能、电解质。

（2）术后用药：静脉补液或肠外营养；抑酸药物；抗菌药物。

（3）术后指导：饮食指导。

10. 出院标准

（1）符合以下情况者可出院：①无发热；②恢复肛门排气排便；③可进食半流质食物；④无须肠外营养支持或静脉补液。

（2）符合以下情况者可出院：①引流管拔除；②伤口无感染；③无皮下积液（或门诊可处理的少量积液）。

（3）没有需要住院处理的并发症和（或）合并症。

11. 变异及原因分析

（1）术前有其他基础疾病的患者需要进行相关的诊断和治疗。

（2）视术中情况决定是否需要更换手术方式。

（3）若术中决定行肠造口术或病情需要行小肠广泛切除而致短肠综合征者，须转入相应临床诊疗路径。

（4）因围术期病情危重须转入重症监护室，导致住院时间延长，住院花费增多，则转入相应临床诊疗路径。

二、急性出血性肠炎临床诊疗路径表（表8～表9）

表8　急性出血性肠炎临床诊疗路径 A

时间	住院第1天 （术前准备日）	住院第2天 （手术日）	住院第3天 （术后第2天）
主要诊疗工作	□ 完善病历 □ 开检查、化验单 □ 上级医师查房，确定手术方案 □ 疑难病例需要全科室讨论 □ 完成术前准备 □ 完成入院检查 □ 完成病历书写 □ 签署医疗文书	□ 手术 □ 完成手术记录、麻醉记录和术后当天的病程记录书写 □ 上级医师查房 □ 开术后医嘱 □ 向患者及家属交代病情及术后注意事项 □ 确定有无麻醉、手术并发症 □ 根据情况决定是否进行术中肠镜检查	□ 上级医师查房 □ 注意观察患者生命体征 □ 注意胃、腹腔引流量及引流物性状 □ 观察胃液量和肠功能恢复情况，以决定是否拔除胃管 □ 观察切口情况 □ 完成常规病历书写
重点医嘱	长期医嘱 □ 普通外科护理常规 □ 二级护理 □ 禁食 □ 胃肠减压 □ 抗菌药物（必要时） 临时医嘱 □ 血、尿常规，便常规+潜血 □ 肝肾功能、电解质、凝血功能、血型、感染性疾病筛查 □ 腹部和盆腔增强CT+小肠重建 □ 心电图+胸片 □ 腹腔穿刺 □ 肺功能测定和超声心动图、动脉血气分析、胃镜（必要时） □ 在全麻下行小肠部分切除术 □ 备皮 □ 备血（必要时） □ 预备预防性抗菌药物	长期医嘱 □ 普通外科术后护理常规 □ 一级护理 □ 心电、血氧监护 □ 禁食、禁饮 □ 记录24小时出入量 □ 留置胃管，胃管记量，胃肠减压 □ 腹腔引流记量、尿管接袋记量 临时医嘱 □ 心电监护、吸氧 □ 补液 □ 镇痛药物（必要时） □ 必要时开具次日化验检查 □ 其他特殊医嘱	长期医嘱 □ 普通外科术后护理常规 □ 一级护理 □ 禁食、禁饮 □ 记录24小时出入量 □ 腹腔引流记量 □ 心电监护、吸氧（视情况适时停医嘱） □ 补液 □ 静脉予以抑酸药 临时医嘱 □ 视情况拔除胃管、尿管 □ 呼吸道管理
主要护理工作	□ 环境介绍 □ 护理评估 □ 静脉取血 □ 备皮、肠道准备等 □ 告知患者及家属术前流程及注意事项 □ 术前物品准备	□ 保留胃管、尿管 □ 术后密切观察患者情况 □ 术后心理、生活护理 □ 疼痛护理及镇痛泵使用 □ 留置管道护理及指导 □ 记录24小时出入量	□ 协助改变体位，取斜坡卧位或半卧位，鼓励下地活动 □ 密切观察患者病情变化 □ 观察胃肠功能恢复情况 □ 留置管道护理及指导生活、心理护理 □ 记录24小时出入量 □ 疼痛护理指导

续表

时间	住院第 1 天 （术前准备日）	住院第 2 天 （手术日）	住院第 3 天 （术后第 2 天）
病情变异记录	□无 □有 □原因：	□无 □有 □原因：	□无 □有 □原因：
护士签名			
医师签名			

表 9　急性出血性肠炎临床诊疗路径 B

时间	住院第 4 天 （术后第 3 天）	住院第 5～第 7 天 （术后第 4～第 6 天）	住院第 6～第 12 天 （术后第 5～第 11 天，出院日）
主要诊疗工作	□上级医师查房 □注意观察生命体征 □注意病情变化 □根据引流情况明确是否逐步拔除引流管或直接拔除 □观察切口情况 □完成常规病历书写	□上级医师查房 □确定有无手术并发症和手术切口感染 □完成日常病程书写 □逐步恢复到半流质饮食，停止补液 □根据情况决定是否需要复查血常规、肝肾功能、电解质等	□上级医师查房，进行手术及伤口评估，确定有无手术并发症和切口愈合不良情况，明确是否可以出院 □通知患者及其家属出院 □向患者及其家属交代出院后注意事项，预约复诊日期及拆线日期 □完成出院记录、病案首页、出院证明书写 □将"出院小结"的副本交给患者或其家属
重点医嘱	长期医嘱 □普通外科术后护理常规 □一级或二级护理 □视病情可开始进水和流食 □记录 24 小时出入量 □拔引流管，停引流记量 □拔尿管，停尿管接袋记量 □拔胃管，停胃肠减压、胃管记量 □补液（若开始进流食或启动肠内营养，可减少补液量） 临时医嘱 □切口换药 □复查血常规、肝肾功能、电解质	长期医嘱 □普通外科术后护理常规 □二级护理 □半流食 临时医嘱 □复查血常规、电解质、肝肾功能 □伤口换药	临时医嘱 □根据患者全身状况决定检查项目 □拆线、换药出院带药

续表

时间	住院第4天 (术后第3天)	住院第5～第7天 (术后第4～第6天)	住院第6～第12天 (术后第5～第11天,出院日)
主要 护理 工作	□ 协助下地活动 □ 密切观察患者病情变化 □ 静脉取血 □ 心理支持、饮食指导、协助生活护理 □ 按医嘱拔除胃管、尿管、镇痛泵等 □ 营养支持护理	□ 指导半流质饮食 □ 观察患者生命体征、伤口愈合情况 □ 协助生活护理 □ 静脉取血 □ 按二级护理护理常规	□ 日常保健 □ 作息、饮食及活动指导 □ 复诊指导 □ 协助办理出院手续、结账等事项 □ 进行出院宣教
病情 变异 记录	□ 无 □ 有 □ 原因：	□ 无 □ 有 □ 原因：	□ 无 □ 有 □ 原因：
护士 签名			
医师 签名			

第四章

结肠癌

第一节 结肠癌的临床诊疗路径

一、结肠癌临床诊疗路径标准住院流程

1. 适用对象

第一诊断为结肠癌，拟行结肠癌根治术或局部切除（或结肠曲段切除）或姑息切除术＋短路（或造口术）的患者。

2. 诊断依据

（1）临床表现为腹胀、腹痛、大便习惯改变、便血、贫血等，体格检查可触及腹部肿物。

（2）大便潜血试验持续阳性。

（3）了解有无器官和（或）淋巴结转移。

（4）行纤维结肠镜检查明确肿瘤情况，可取活组织检查做出病理诊断。

（5）术前应判断是早期结肠癌还是进展期结肠癌，并根据上述检查结果进行临床分期。

3. 治疗方案的选择

（1）早期结肠癌患者可行局部切除术或结肠区段切除术。

（2）进展期结肠癌，若无远处转移，在肿瘤条件允许下或可进行联合脏器切除结肠癌患者可行根治手术（结肠癌根治术）。

（3）有远处转移或肿瘤条件不允许，但合并梗阻、出血的结肠癌患者可行姑息手术（结肠癌姑息切除术、短路或造口术）。

（4）腹腔镜下结肠癌根治术。

4. 标准住院日

一般为 14～21 天。

5. 进入路径标准

（1）第一诊断必须符合结肠癌疾病编码。

（2）肿瘤切除困难者可先行辅助化疗后再次评估，符合手术条件者可以进入路径。

（3）当患者合并其他疾病，但在住院期间不需要特殊处理也不影响第一诊断的临床诊疗路径流程实施时，可以进入路径。

6. 术前准备（术前评估）

（1）必须的检查项目：①血常规、尿常规、便常规；②肝肾功能、电解质、血糖、血型、凝血功能、血脂、消化道肿瘤标志物、感染性疾病筛查（乙肝、丙肝、艾滋病、梅毒等）；③胸片、心电图；④结肠镜和（或）钡剂灌肠造影、腹盆腔 CT；⑤病理学活组织检查与诊断。

（2）根据患者病情，必要时行超声心动图、肺功能、PET-CT 等检查。

7. 预防性抗菌药物选择与使用时机

需结合患者的病情决定抗菌药物的选择与使用时间。

8. 手术日

（1）麻醉方式：全麻或连续硬膜外麻醉。

（2）手术耗材：吻合器和闭合器（肠道重建）。

（3）术中用药：麻醉常规用药。

（4）术中病理：冰冻（必要时）。

（5）输血：视术中情况而定。

9. 术后住院恢复期

（1）术后病理学检查与诊断：①切片诊断（分类分型、分期、切缘、脉管侵犯、淋巴结数目）；②免疫组化；③分子生物学指标。

（2）必须复查的检查项目：血常规、肝肾功能、电解质、血糖、消化道肿瘤标志物。

（3）术后用药需结合患者的病情决定抗菌药物的选择与使用时间。

10. 出院标准

（1）切口无感染（或门诊可以处理）。

（2）没有需要住院处理的并发症。

11. 变异及原因分析

（1）围术期的并发症，需要进行相关的诊断和治疗，导致住院时间延长、费用增加。

（2）结肠癌根治术中，结肠的切除范围须根据肿瘤部位、大小、浸润程度等决定，可分为右半结肠切除、横结肠切除、左半结肠切除、乙状结肠切除、全结肠切除、联合脏器切除术等。

二、结肠癌临床诊疗路径表(表10～表13)

表10 结肠癌临床诊疗路径 A

时间	住院第1天	住院第2～第3天	住院第4天（手术准备日）
主要诊疗工作	□ 询问病史 □ 体格检查 □ 上级医师查房 □ 完成上级医师查房记录 □ 确定诊断和手术日期	□ 上级医师查房 □ 完成术前准备与术前评估 □ 根据检查结果，进行术前分期，制订手术方案	□ 签署手术知情同意书、自费用品协议书、输血同意书 □ 麻醉科医师完成麻醉前评估 □ 向患者及家属交代围术期注意事项
重点医嘱	长期医嘱 □ 外科护理常规 □ 二级护理 □ 禁食、禁饮 临时医嘱 □ 血常规、尿常规、便常规 □ 肝肾功能、电解质、血糖、血型、凝血功能、血脂、消化道肿瘤标志物、感染性疾病筛查 □ 胸片、心电图、腹盆腔 CT □ 病理检查 □ 肺功能、超声心动图、PET-CT（必要时）	长期医嘱 □ 外科护理常规 □ 二级护理 □ 禁食、禁饮 □ 患者既往疾病基础用药 临时医嘱 □ 结肠镜和（或）钡剂灌肠造影 □ 术前营养支持（营养不良或消化道梗阻患者） □ 明晨禁食、禁饮 □ 当晚及次晨行肠道准备各一次	长期医嘱 □ 外科护理常规 □ 二级护理 临时医嘱 □ 常规准备明日在全麻或连续硬膜外麻醉下行结肠癌根治术 □ 明晨禁食、禁饮 □ 明晨留置胃管、尿管 □ 备皮 □ 当晚及次晨行肠道准备各一次 □ 抗菌药物
主要护理工作	□ 介绍病房环境及相关制度 □ 入院护理评估 □ 指导并协助患者到相关科室进行检查 □ 告知特殊检查（如结肠镜、下消化道造影等）注意事项	□ 入院第二日晨空腹留取化验标本 □ 实施相应级别护理 □ 饮食指导 □ 相关治疗配合及用药指导 □ 肠道准备 □ 告知患者检查日晨禁食、禁饮	□ 备皮、配血、抗菌药物皮试、肠道准备及物品准备 □ 术前心理疏导及手术相关知识的指导 □ 告知患者禁食、禁饮
病情变异记录	□ 无 □ 有 □ 原因：	□ 无 □ 有 □ 原因：	□ 无 □ 有 □ 原因：
护士签名			
医师签名			

表 11　结肠癌临床诊疗路径 B

时间	住院第 5 天（手术日）	住院第 6 天（术后第 1 天）	住院第 7 天（术后第 2 天）
主要诊疗工作	□ 术中分期，根据分期决定手术范围 □ 确定有无麻醉并发症 □ 上级医师查房 □ 确定有无术后并发症 □ 向患者及其家属交代手术后注意事项	□ 上级医师查房，对手术及手术切口进行评估，确定有无手术并发症和手术切口感染 □ 完成术后病程记录和上级医师查房记录	□ 上级医师查房，确定有无手术并发症和手术切口感染 □ 完成术后病程记录和上级医师查房记录 □ 根据引流情况决定拔除引流管
重点医嘱	长期医嘱 □ 外科术后护理常规 □ 一级护理 □ 禁食、禁饮 □ 胃肠减压胃管接负压吸引 □ 记 24 小时出入量 □ 腹腔置引流管接无菌袋 □ 留置尿管接无菌袋 临时医嘱 □ 吸氧 □ 术中标本送病理检查 □ 抗菌药物 □ 补液	临时医嘱 □ 补液 □ 抗菌药物 □ 根据情况决定是否需要复查血常规、肝肾功能、电解质、血糖等 □ 止痛（必要时）	临时医嘱 □ 补液 □ 根据情况行胸片、腹部超声、CT 检查并行引流等相应处理 □ 抗菌药物：根据细菌培养 + 药敏结果进行调整 □ 根据情况决定是否需要复查血常规、肝肾功能、电解质、血糖等
主要护理工作	□ 手术日早晨完成术前常规准备 □ 留置胃管、尿管，术前半小时静脉输注抗菌药物 □ 麻醉苏醒物品准备 □ 执行一级护理 □ 书写重症护理记录准确记录出入量 □ 各种引流管的观察与护理 □ 腹壁造口患者执行造口护理常规 □ 评估患者疼痛等级，实施疼痛护理	□ 执行一级护理 □ 禁食、禁饮 □ 半卧位 □ 观察患者病情变化 □ 书写重症护理记录 □ 准确记录出入量 □ 各种引流管的观察与护理 □ 协助患者床上活动，促进肠蠕动恢复，预防并发症发生 □ 用药及相关治疗指导	□ 执行一级护理 □ 禁食、禁饮 □ 观察患者病情变化书写重症护理记录 □ 准确记录出入量 □ 各种引流管的观察与护理 □ 协助患者床上活动，促进肠蠕动恢复，预防并发症发生 □ 用药及相关治疗指导 □ 心理疏导和生活护理
病情变异记录	□ 无 □ 有 □ 原因：	□ 无 □ 有 □ 原因：	□ 无 □ 有 □ 原因：
护士签名			
医师签名			

表12 结肠癌临床诊疗路径C

时间	住院第8～第11天 （术后第3～第7天）	住院第12～第17天 （术后第8～第12天）
主要 诊疗 工作	□ 上级医师查房，确定有无手术并发症和手术切口感染 □ 根据引流情况决定是否拔除胃、尿管	□ 上级医师查房，手术效果评估 □ 根据引流情况决定是否拔除引流管
重点 医嘱	长期医嘱 □ 外科二级护理常规 临时医嘱 □ 拔胃管 □ 拔尿管 □ 补液（逐步增加经口饮食，减少肠外营养支持，直至完全停止） □ 根据情况行胸片、腹部超声、CT检查并行引流等相应处理 □ 抗菌药物治疗（酌情） □ 根据情况决定是否需要复查血常规、肝肾功能、电解质、血糖等	长期医嘱 □ 外科三级护理常规 □ 饮食（逐步恢复） 临时医嘱 □ 拔除引流管 □ 拆线
主要 护理 工作	□ 执行相应级别护理 □ 饮食指导 □ 观察患者病情变化 □ 准确记录出入量 □ 协助患者床上活动，促进肠蠕动恢复，预防并发症发生 □ 观察患者排便情况 □ 用药及相关治疗指导 □ 心理疏导和生活护理	□ 执行相应级别护理 □ 饮食指导 □ 观察患者病情变化协助患者活动，预防并发症发生 □ 观察患者排便情况 □ 用药及相关治疗指导 □ 心理疏导和生活护理
病情 变异 记录	□ 无 □ 有 □ 原因：	□ 无 □ 有 □ 原因：
护士 签名		
医师 签名		

表 13 结肠癌临床诊疗路径 D

时间	住院第 13～第 20 天	住院第 14～第 21 天 （出院日）
主要 诊疗 工作	□ 完成出院小结 □ 完成病案首页的书写 □ 通知出院处 □ 通知患者及其家属明天出院 □ 向患者交代出院后注意事项，预约复诊日期	□ 向患者交代出院后注意事项，预约复诊日期
重点 医嘱	长期医嘱 □ 外科三级护理常规 □ 普食	出院医嘱 □ 出院带药 □ 门诊随诊
主要 护理 工作	□ 观察患者情况 □ 出院指导	□ 告知拆线后相关注意事项 □ 进行出院指导
病情 变异 记录	□ 无 □ 有 □ 原因：	□ 无 □ 有 □ 原因：
护士 签名		
医师 签名		

第二节 结肠癌根治切除手术临床诊疗路径

一、结肠癌根治切除手术临床诊疗路径标准住院流程

1. 适用对象

（1）第一诊断为结肠癌拟行结肠癌根治切除术的患者。

（2）可 R0 切除的结肠癌（Ⅰ期、Ⅱ期和部分Ⅲ期）。

（3）对诊断为原发性多部位的结肠癌患者，结肠息肉病（如家族性腺瘤性息肉病、遗传性非息肉性结直肠癌）和炎性肠病合并癌变的患者，如直肠无病变者，可考虑行全结肠切除术。

2. 诊断依据

（1）症状：脓血样便，腹痛，贫血，腹部肿块等。

（2）体格检查：①一般情况评价，体力状况评分、是否有贫血、全身浅表淋巴结是否肿大；②腹部检查，是否看到肠型及肠蠕动波、触及肿块、叩及鼓音、听到高调肠鸣音或金属音；③直肠指诊，是否有指套血染。

（3）实验室检查：便常规＋潜血，血清肿瘤标志物 CEA 和 CA19-9，必要时可查 CA24-2、CA72-4、AFP 和 CA125。

（4）辅助检查：术前肿瘤定性及 TNM 分期，指导选择正确的术式。①结肠镜取活检，病理检查明确肿瘤组织类型和分化程度；排除同时性结直肠原发癌。必要时全结肠直肠气钡双重造影，确定肿瘤位置。②胸部 X 线检查或胸部平扫 CT 排除肿瘤肺转移。全腹部强化 CT 或超声，排除其他脏器转移。

（4）鉴别诊断：须与胃肠道间质瘤、炎性肠疾病、淋巴瘤、肠结核、

阑尾炎、寄生虫感染、息肉等常见的结肠疾病以及腹腔其他脏器疾病累及结肠等鉴别。

3. 治疗方案的选择

结肠癌根治切除手术。

4. 标准住院日

一般为14～16天。

5. 进入路径标准

（1）第一诊断必须符合结肠癌疾病编码。

（2）可R0切除的结肠癌（Ⅰ期、Ⅱ和部分Ⅲ期）。

（3）有手术适应证，无绝对禁忌证。

（4）当患者合并其他疾病，但不需要特殊处理也不影响第一诊断的临床诊疗路径流程实施时，可以进入路径。

6. 术前准备（术前评估）

（1）必需的检查：①血常规、尿常规、便常规＋潜血；②凝血功能、肝肾功能、电解质、血糖、血清肿瘤标志物、血型、感染性疾病筛查、心电图检查；③结肠镜；④胸部X线检查或胸部平扫CT，必要时强化；⑤全腹部强化CT或超声。

（2）根据患者病情可选择的检查：①高龄、危重患者应行血气分析、肺功能及超声心动图检查；②肿瘤定位不准确时可行全结肠直肠气钡双重造影；③疑似骨转移者应行全身ECT进行筛查；④合并其他疾病应行相关检查，如心肌酶、血糖等。

（3）肠道准备：①无肠梗阻病例：于术前12～24小时开始口服泻药，

2～3小时内服完。②不完全性肠梗阻病例：于入院当日起每日口服两次小剂量泻药。③完全性肠梗阻病例：禁忌任何方式的肠道准备。

（4）签署手术及其他相关同意书。

7. 预防性抗菌药物选择与使用时机

建议使用第二代头孢菌素或头孢曲松或头孢噻肟，可加用甲硝唑。

预防性应用抗菌药物：术前0.5～2小时或麻醉开始时静脉给药，手术超过3小时可再给第二剂。

8. 手术日

（1）麻醉方式为全身麻醉或连续硬膜外麻醉。

（2）手术方式：结肠癌根治切除术。

（3）手术内固定物：肠道吻合器等。

（4）术中用药：麻醉常规用药。

（5）输血：根据术中情况而定。

（6）病理：术前病理诊断不明确者术中应行快速组织活检；术中切除的标本全部送病理检查。

9. 入院后第5～第13天（术后第1～第9天）治疗

（1）维持电解质平衡，酌情给予肠外营养支持。

（2）鼓励患者术后早期下床活动，排气后可酌情进食流质或半流质饮食。

（3）术后隔日腹部切口换药；切口感染时应及时局部拆线、引流。

（4）术后第1天、第3天和第5天复查血常规、电解质等，根据检查结果调整抗菌药物和肠外营养治疗。

（5）术后第9天腹部切口拆线。

10. 出院标准

（1）患者一般情况良好，基本恢复正常饮食和肠道功能。

（2）体温正常，腹部检查无阳性体征，相关实验室检查结果基本正常。

（3）腹部切口愈合良好。

11. 变异及原因分析

（1）有影响手术施行的合并症，需要进行相关的诊断和治疗。

（2）对于完全肠梗阻患者，可Ⅰ期行横结肠或末端回肠双腔造口术，缓解梗阻症状后可行化疗。

（3）围术期并发症可能造成住院时间延长或费用超出参考标准。

（4）医师认为的变异原因。

（5）结肠癌肝转移切除术者，酌情处理。

（6）患者其他原因的变异。

二、结肠癌根治切除手术临床诊疗路径表（表14～表16）

表14　结肠癌根治切除手术临床诊疗路径A

时间	住院第1天 （术前3天）	住院第2天 （术前2天）	住院第3天 （术前1天）
主要诊疗工作	□询问病史 □体格检查 □书写病历 □上级医师查房 □完成查房记录 □完善相关检查并开始术前肠道准备	□上级医师查房 □术前讨论，分析检查结果，制订治疗方案 □完成上级医师查房记录等病历书写 □完成必要相关科室会诊	□向患者及家属交代病情，明确告知围术期治疗中可能出现的意外和危险 □签署手术及麻醉同意书、委托书、自费药品协议书、输血同意书 □完成术前准备 □完成手术医嘱及术前小结书写 □麻醉医师术前访视患者及完成记录 □通知手术室拟定手术时间

续表

时间	住院第1天 (术前3天)	住院第2天 (术前2天)	住院第3天 (术前1天)
重点医嘱	长期医嘱 □ 二级护理 □ 半流质或无渣流质饮食、禁饮 临时医嘱（如门诊未查） □ 血常规、尿常规、便常规+潜血 □ 凝血功能、肝功能、肾功能、电解质、血糖、血清肿瘤标志物、感染性疾病筛查 □ 结肠镜 □ 胸部X线检查或胸部平扫CT，必要时强化 □ 全腹部强化CT或超声 □ 心电图	长期医嘱 □ 二级护理 □ 半流质或无渣流质饮食、禁饮 □ 新制订的治疗方案	长期医嘱 □ 二级护理 □ 半流质或无渣流质饮食 临时医嘱 □ 晚8点开始口服复方聚乙二醇清洁肠道 □ 备皮 □ 检查血型，备血制品 □ 睡前安定10 mg（酌情） □ 准备术中特殊器械及材料 □ 抗菌药物皮试（酌情）
主要护理工作	□ 入院介绍 □ 入院评估：一般情况、营养状况、心理变化、生命体征等 □ 指导患者进行辅助检查	□ 观察患者病情及情绪变化等 □ 心理护理	□ 术前宣教(提醒患者术前禁食、禁饮) □ 术前准备 □ 沐浴、剪指甲、更衣
病情变异记录	□ 无 □ 有 □ 原因：	□ 无 □ 有 □ 原因：	□ 无 □ 有 □ 原因：
护士签名			
医师签名			

表15 结肠癌根治性切除手术临床诊疗路径B

时间	住院第4天 (手术日)	住院第5～第6天 (术后第1～第2天)	住院第7～第8天 (术后第3～第4天)
主要诊疗工作	□ 进行手术（包括手术安全核对） □ 完成手术记录 □ 完成术后病程记录 □ 向患者及家属交代术中情况及术后注意事项 □ 手术标本常规送病理检查	□ 上级医师查房：观察腹部切口及出入量（特别注意尿量和引流）情况，根据各项检查结果评价重要脏器功能，提出诊治意见 □ 可下床活动，促进排气、预防DVT □ 记录每日病程和上级医师查房意见	□ 腹部切口换药 □ 检查腹部临床表现，注意排气、排粪情况 □ 注意腹腔引流情况 □ 记录每日病程

续表

时间	住院第 4 天 （手术日）	住院第 5~第 6 天 （术后第 1~第 2 天）	住院第 7~第 8 天 （术后第 3~第 4 天）
重点医嘱	长期医嘱 □ 全麻下结肠癌根治术后护理常规 □ 一级护理 □ 禁食、禁饮 □ 心电监护、吸氧、留置导尿记出入量，注意引流情况 □ 预防性应用抗菌药物 □ 抑酸、化痰和镇痛治疗静脉肠外营养治疗，补充液量和能量，维持水电解质平衡 临时医嘱 □ 复查血常规及相关检查	长期医嘱 □ 雾化吸入 临时医嘱 □ 试饮水 □ 尿管 q4h 开放	长期医嘱 □ 酌情进流质或半流质 □ 根据病情停用心电监护和吸氧 □ 停用尿管 □ 根据病情停用预防性抗菌药 临时医嘱 □ 腹部切口换药 □ 复查血常规及相关指标
主要护理工作	□ 定时巡视病房 □ 观察患者病情变化及腹部切口愈合情况 □ 术后生活护理 □ 鼓励患者进行床上活动，预防 DVT 的发生	□ 观察患者一般状况及腹部切口愈合情况 □ 术后生活护理 □ 鼓励患者下床活动 □ 排痰	□ 观察患者一般状况及腹部切口愈合情况 □ 术后生活护理 □ 指导排尿 □ 鼓励患者下床活动
病情变异记录	□ 无 □ 有 □ 原因：	□ 无 □ 有 □ 原因：	□ 无 □ 有 □ 原因：
护士签名			
医师签名			

表16 结肠癌根治切除手术临床诊疗路径C

时间	住院第9～第10天（术后第5～第6天）	住院第11～第12天（术后第7～第8天）	住院第13～第14天（术后第9～10天）	住院第14～第16天（出院日）
主要诊疗工作	□ 上级医师查房 □ 根据临床表现、血常规及相关生化检查结果调整治疗方案 □ 已排气排便，可拔出引流管 □ 根据患者胃肠道功能恢复情况决定饮食 □ 腹部切口换药，检查愈合情况	□ 腹部切口换药，可间断拆线 □ 根据血常规及相关指标检查结果，决定是否停用治疗性抗菌药物 □ 根据病理分期，制订术后化疗方案，向上级医师汇报 □ 对以上如实记录病程	□ 上级医师查房 □ 询问进食和排便情况 □ 腹部切口换药拆线 □ 上级医师进行术后康复评估，决定出院日期 □ 向患者及家属交代病情	□ 完成出院记录、病案首页、出院证明等书写 □ 向患者交代出院后的注意事项，重点交代复诊时间及发生紧急情况时处理方法
重点医嘱	长期医嘱 □ 二级护理 □ 半流食 □ 停用相关治疗 □ 停引流管 临时医嘱 □ 复查血常规及相关检查 □ 腹部切口换药	长期医嘱 □ 停用治疗性抗菌药物 临时医嘱 □ 腹部切口换药、间断拆线	长期医嘱 □ 三级护理 □ 普通饮食 临时医嘱 □ 换药拆线	□ 出院医嘱 □ 出院带药
主要护理工作	□ 观察患者一般状况及腹部切口情况 □ 鼓励患者下床活动 □ 术后生活护理，注意进食和排粪情况	□ 观察患者一般状况及腹部切口情况 □ 鼓励患者下床活动 □ 术后生活护理，注意进食情况和排粪情况	□ 指导患者术后康复 □ 术后生活护理	□ 协助患者办理出院手续 □ 出院指导，重点出院后用药方法
病情变异记录	□ 无 □ 有 □ 原因：	□ 无 □ 有 □ 原因：	□ 无 □ 有 □ 原因：	□ 无 □ 有 □ 原因：
护士签名				
医师签名				

第三节 结肠癌化疗临床诊疗路径

一、结肠癌化疗临床诊疗路径标准住院流程

1. 适用对象

第一诊断为结肠癌，且符合以下情形者：

（1）结肠癌Ⅱ～Ⅲ期且需行术后辅助化疗患者。

（2）结肠癌发生肝转移和（或）肺转移，累及部位可切除及潜在可切除的患者，可行围术期化疗。

（3）晚期/转移性结肠癌需行化疗患者。

2. 诊断依据

（1）症状：脓血样便，腹痛，贫血，腹部肿块等。

（2）体格检查：①一般情况评价，体力状态评分、是否有贫血、全身浅表淋巴结肿大；②腹部检查，是否看到肠型及肠蠕动波、触及肿块、叩及鼓音、听到高调肠鸣音或金属音。

（3）实验室检查：粪便常规及粪便潜血；血清肿瘤标志物 CEA 和 CA19-9，必要时可查 CA242、CA72-4、AFP 和 CA125。

3. 化疗方案可根据病情参考卫生部《结直肠癌诊疗规范（2010年）》选择。

4. 标准住院日一般≤12天。

5. 进入路径标准

（1）第一诊断必须符合结肠癌疾病编码。

（2）符合化疗适应证，无化疗禁忌证。

（3）患者合并其他疾病，但无须特殊处理也不影响第一诊断的临床诊疗路径流程实施时，可进入路径。

6. 化疗前准备需 3～5 天

（1）必需的检查项目：①血常规、尿常规、便常规+潜血；②肝肾功

能、电解质、凝血功能、血糖、消化道肿瘤标志物（必须检测 CEA、CA19-9；建议检测 CA242、CA72-4；有肝转移患者建议检测 AFP；有卵巢转移患者建议检测 CA125）；③心电图。

（2）根据情况可选择的检查项目：①结肠镜检查和（或）钡剂灌肠造影。②B 超检查。③提示转移时，可进行相关部位 CT/MRI 检查。④合并其他疾病相关检查：心肺功能检查等。

（3）签署化疗及其他相关同意书。

7. 化疗后必须复查的检查项目

（1）化疗期间建议每周复查 1 次血常规。

（2）监测 CEA 等肿瘤标志物。

（3）脏器功能评估。

8. 化疗中及化疗后治疗

化疗期间脏器功能损伤的相应防治：止吐、保肝、水化、碱化、防治尿酸肾病、抑酸剂、止泻剂、G-CSF 支持等。

9. 出院标准

（1）患者一般情况良好。

（2）没有需要住院处理的并发症。

10. 变异及原因分析

（1）围治疗期有感染、贫血、出血及其他合并症者，需进行相关的诊断和治疗，可能延长住院时间并致费用增加。

（2）化疗后出现骨髓抑制，需要对症处理，导致治疗时间延长、费用增加。

（3）治疗晚期或转移性结肠癌可能使用靶向药物等，包括贝伐珠单抗和西妥昔单抗，导致费用增加。

（4）医师认可的变异原因分析。

（5）其他患者方面的原因等。

二、结肠癌化疗临床诊疗路径表（表17～表18）

表17　结肠癌化疗临床诊疗路径A

时间	住院第1～第2天	住院第2～第4天	住院第3～第6天（化疗日）
主要诊疗工作	□ 询问病史 □ 体格检查 □ 交代病情 □ 书写病历 □ 开具化验单	□ 上级医师查房 □ 初步确定化疗方案 □ 完成化疗前准备 □ 根据结肠镜、CT检查、病理结果等进行病例讨论，确定化疗方案 □ 完成必要的相关科室会诊 □ 住院医师完成上级医师查房记录等病历书写 □ 签署化疗知情同意书、自费用品协议书、输血同意书 □ 向患者及家属交代化疗注意事项	□ 化疗 □ 上级医师查房 □ 住院医师完成病程记录 □ 向患者及家属交代病情及化疗后注意事项
重点医嘱	长期医嘱 □ 内科二级护理常规 □ 饮食： 　①普食 　②糖尿病饮食 　③其他 临时医嘱 □ 血常规、尿常规、便常规＋潜血 □ 肝肾功能、电解质、凝血功能、血糖、消化道肿瘤标志物 □ 心电图、病理检查 □ 必要时行胸、腹、盆腔CT检查	长期医嘱 □ 防治尿酸肾病 □ 抗菌药物（必要时） □ 补液治疗（水化、碱化） □ 止泻药（必要时） 其他医嘱 □ 化疗期间一级护理 临时医嘱 □ 化疗 □ 重要脏器保护 □ 止吐 其他特殊医嘱	
主要护理工作	□ 入院介绍 □ 入院评估 □ 指导患者进行相关辅助检查	□ 化疗前准备 □ 宣教 □ 心理护理	□ 观察患者病情变化 □ 定时巡视病房
病情变异记录	□ 无 □ 有 □ 原因：	□ 无 □ 有 □ 原因：	□ 无 □ 有 □ 原因：
护士签名			
医师签名			

表 18 结肠癌化疗临床诊疗路径 B

时间	住院第 7～第 11 天	住院第 12 天（出院日）
主要诊疗工作	□ 上级医师查房 □ 上级医师进行综合评估，决定出院日期 □ 向患者及家属交代病情	□ 完成出院记录、病案首页、出院证明等书写 □ 向患者交代出院后的注意事项，重点交代复诊时间及发生紧急情况时处理方法
重点医嘱	长期医嘱 □ 三级护理 □ 普通饮食 临时医嘱 □ 定期复查血常规 □ 监测 CEA 等肿瘤标志物 □ 脏器功能评估	出院医嘱 □ 出院带药
主要护理工作	□ 观察患者病情变化 □ 定时巡视病房	□ 协助患者办理出院手续 □ 出院指导，重点出院后用药方法
病情变异记录	□ 无 □ 有 □ 原因：	□ 无 □ 有 □ 原因：
护士签名		
医师签名		

第五章

直肠癌

第一节 直肠癌低位前切除手术临床诊疗路径

一、直肠癌低位前切除手术临床诊疗路径标准住院流程

1. 适用对象

（1）第一诊断为直肠癌拟行直肠癌低位前切除手术的患者。

（2）可R0切除的中高位直肠癌（Ⅰ期及部分Ⅱ、Ⅲ期患者）。

2. 诊断依据

（1）症状：便血，脓血样便，排便习惯改变，下腹坠痛等。

（2）体格检查：①一般情况评价，体力状况评估、是否有贫血、全身浅表淋巴结肿大；②腹部检查，是否看到肠型及肠蠕动波、触及肿块、叩及鼓音、听到高调肠鸣音或金属音；③直肠指检，明确肿瘤位于直肠壁的位置，下极距肛缘的距离，占肠壁周径的范围。肿瘤大体类型（隆起、溃疡、浸润），基底部活动度及与周围脏器的关系，了解肿瘤向肠壁外浸润情况。观察是否有指套血染。

（3）实验室检查：便常规＋潜血；血清肿瘤标志物CEA和CA19-9，必要时可查CA242、CA72-4、AFP和CA125。

（4）辅助检查：术前肿瘤定性及TNM分期，指导选择正确的术式。①结肠镜取活检，病理检查明确肿瘤组织类型和分化程度。②术前应当明确肿瘤分期。行盆腔MRI或CT明确肿瘤与周围脏器和盆壁的关系，或行直肠腔内超声内镜，诊断肿瘤浸润肠壁深度及周围淋巴结是否转移。

（5）鉴别诊断：①其他常见的结直肠疾病：胃肠道间质瘤、炎性肠疾病、

淋巴瘤、寄生虫感染、息肉等；②腹腔其他脏器疾病累及直肠：妇科肿瘤、子宫内膜异位症及男性前列腺癌累及直肠。

3. 治疗方案的选择

（1）直肠癌低位前切除手术。

（2）术前临床分期为 cT3 或 cN+ 的患者可接受术前放化疗（参考放疗临床诊疗路径）。

4. 标准住院日

一般为 14～16 天。

5. 进入路径标准

（1）第一诊断必须符合直肠癌疾病编码。

（2）可 R0 切除的中高位直肠癌（Ⅰ期、部分Ⅱ和Ⅲ期）。

（3）有手术适应证，无绝对禁忌证。

（4）当患者合并其他疾病，但住院期间不需要特殊处理也不影响第一诊断的临床诊疗路径流程实施时，可以进入路径。

6. 术前准备（术前评估）

（1）必需的检查项目：①血常规、尿常规、便常规＋潜血；②凝血功能、肝肾功能、电解质、血糖，血清肿瘤标志物，血型，感染性疾病筛查，心电图检查；③结肠镜；④胸部X线检查或胸部平扫CT，必要时强化；⑤盆腔MRI或盆腔增强CT或直肠腔内超声。

（2）根据患者病情可选择的检查：①中上腹部增强CT/MRI或超声，以排除脏器转移。②疑似膀胱或尿道受累者应行膀胱镜检查；疑似阴道受累者应行阴道镜检查，必要时取组织活检。③疑似骨转移应行全身ECT骨扫描检查。④高龄、危重患者应行血气分析、肺功能及超声心动图检查。⑤合并其他疾病应行相关检查，如心肌酶、血糖等。

（3）肠道准备：①无肠梗阻病例：于术前12～24小时开始口服泻药，2～3小时内服完。②不完全性肠梗阻病例：于入院当日起每日口服两次小剂量泻药。③完全性肠梗阻病例：禁忌任何方式的肠道准备。

（4）签署手术及其他相关同意书。

7. 预防性抗菌药物选择与使用时机

（1）建议使用第二代头孢菌素或头孢曲松或头孢噻肟，可加用甲硝唑。

（2）预防性应用抗菌药物：术前0.5～2.0小时或麻醉开始时静脉给药，手术超过3小时可再给第二剂。

8. 手术日为入院第4天

（1）麻醉方式：全身麻醉或静脉复合连续硬膜外麻醉。

（2）手术方式：直肠癌低位前切除术。

（3）手术内固定物：部分患者可能使用肠道吻合器等。

（4）术中用药：麻醉常规用药。

（5）输血：根据术中情况而定。

（6）病理：术前病理诊断不明确者术中应行快速组织活检；术后切除标本全部送病理。

（7）高危患者，如术前行新辅助放疗和化疗等，可行预防性回肠造口。

9. 入院后第5～第13天（术后1～9天）治疗原则

（1）静脉肠外营养治疗5～7天，维持水电解质平衡。

（2）排气后可考虑给予流质或半流质饮食。

（3）术后隔日进行腹部切口换药；切口感染时应及时局部拆线、引流。

（4）术后第1、第3和第5天复查血常规、电解质等，根据检查结果调整抗菌药物和肠外营养治疗。

（5）术后第7～第10天给予腹部切口拆线。

10. 出院标准

（1）患者一般情况良好，基本恢复正常饮食和肠道功能。

（2）体温正常，腹部检查无阳性体征，相关实验室检查结果基本正常。

（3）腹部切口愈合良好。

11. 变异及原因分析

（1）有影响手术的合并症，需要进行相关的诊断和治疗。

（2）对于完全肠梗阻患者，可Ⅰ期行乙状结肠双腔造口术，缓解梗阻症状后可行新辅助化疗。

（3）围术期并发症可能造成住院时间延长或费用超出参考标准。

（4）医师认为的变异原因。

（5）患者其他原因的变异。

二、直肠癌低位前切除手术临床诊疗路径（表 19～表 21）

表 19 直肠癌低位前切除手术临床诊疗路径 A

时间	住院第 1 天 （术前 3 天）	住院第 2 天 （术前 2 天）	住院第 3 天 （术前 1 天）
主要 诊疗 工作	□ 询问病史 □ 体格检查 □ 书写病历 □ 上级医师查房，完成查房记录 □ 完善相关检查并开始术前肠道准备	□ 上级医师查房 □ 术前讨论，分析检查结果，制订治疗方案 □ 完成上级医师查房记录 □ 病历书写 □ 完成必要相关科室会诊	□ 向患者及家属交代病情，明确告知围术期治疗中可能出现的意外和危险 □ 签署手术及麻醉同意书、委托书、自费药品协议书、输血同意书 □ 完成术前准备 □ 完成手术医嘱及术前小结 □ 麻醉医师术前访视患者及完成记录 □ 通知手术室手术时间
重点 医嘱	长期医嘱 □ 二级护理 □ 半流质或无渣流质饮食，视情况决定是否禁食、禁饮 □ 口服抗菌药物 □ 继续合并症治疗用药 临时医嘱（如门诊未查） □ 血常规、尿常规、便常规+潜血 □ 凝血功能、肝肾功能、电解质、血糖，血清肿瘤标志物，血型，感染性疾病筛查，心电图检查 □ 结肠镜 □ 胸部 X 线检查或胸部平扫 CT □ 盆腔 MRI 或盆腔增强 CT 或直肠腔内超声	长期医嘱 □ 二级护理 □ 半流质或无渣流质饮食，视情况决定是否禁食、禁饮 □ 口服抗菌药物 □ 继续合并症治疗用药 临时医嘱 □ 新制订的治疗方案	长期医嘱 □ 二级护理 □ 半流质或无渣流质饮食，视情况决定是否禁食、禁饮 □ 口服抗菌药物 □ 继续合并症治疗用药 临时医嘱 □ 晚 8 点开始口服复方聚乙二醇清洁肠道 □ 备皮 □ 检查血型，备血制品 □ 睡前安定 10 mg □ 准备术中特殊器械及材料 □ 抗菌药物皮试
主要 护理 工作	□ 入院介绍 □ 入院评估：一般情况、营养状况、心理变化、生命体征等 □ 指导患者进行辅助检查	□ 观察患者病情及情绪变化 □ 心理护理	□ 术前宣教 □ 术前准备 □ 沐浴、剪指甲、更衣
病情 变异 记录	□ 无 □ 有 □ 原因：	□ 无 □ 有 □ 原因：	□ 无 □ 有 □ 原因：
护士 签名			
医师 签名			

表20 直肠癌低位前切除手术临床诊疗路径 B

时间	住院第4天 （手术日）	住院第5～第6天 （术后第1～第2天）	住院第7～第8天 （术后第3～第4天）
主要诊疗工作	□ 手术（包括手术安全核对） □ 完成手术记录 □ 完成术后病程记录 □ 向患者及家属交代术中情况及术后注意事项 □ 手术标本常规送病理检查	□ 上级医师查房：观察切口及液体出入量（特别注意尿量和引流）情况；根据各项检查结果评价重要脏器功能，提出诊治意见，直肠指诊促进排气 □ 记录每日病程和上级医师查房意见	□ 切口换药，必要时引流 □ 检查腹部临床表现，注意排气情况 □ 记录每日病程
重点医嘱	长期医嘱 □ 全麻下经腹直肠癌根治术后护理常规 □ 一级护理 □ 禁食、禁饮 □ 心电监护、吸氧、留置尿管长期开放 □ 记出入量，注意引流情况 □ 预防性应用抗菌药物 □ 抑酸、化痰和镇痛治疗 □ 静脉肠外营养治疗，补充液量和能量，维持水电解质 临时医嘱 □ 复查血常规及相关指标	长期医嘱 □ 雾化吸入 临时医嘱 □ 试饮水 □ 直肠指诊	长期医嘱 □ 流质饮食 □ 根据病情停用心电监护和吸氧 □ 尿管q4h开放 □ 根据病情停用预防性抗菌药物治疗 临时医嘱 □ 切口换药 □ 复查血常规及相关指标
主要护理工作	□ 定时巡视病房 □ 观察患者病情变化及切口敷料 □ 术后生活护理 □ 鼓励患者床上活动，尤其下肢，预防DVT的发生	□ 观察患者一般状况及切口敷料 □ 术后生活护理 □ 鼓励患者床上活动预防DVT □ 叩背排痰	□ 观察患者一般状况及切口敷料 □ 术后生活护理 □ 指导排尿，鼓励患者下床活动，促进肠功能恢复
病情变异记录	□ 无 □ 有 □ 原因：	□ 无 □ 有 □ 原因：	□ 无 □ 有 □ 原因：
护士签名			
医师签名			

表 21　直肠癌低位前切除手术临床诊疗路径 C

时间	住院第 9~第 10 天 （术后第 5~第 6 天）	住院第 11~第 12 天 （术后第 7~第 8 天）	住院第 13~第 14 天 （术后第 9~第 10 天）	住院第 14~第 16 天 （出院日）
主要诊疗工作	□ 上级医师查房 □ 根据临床表现、血常规及相关生化检查结果调整治疗方案 □ 已排气排粪，可拔出引流管 □ 应根据患者胃肠道功能决定饮食 □ 切口换药，检查愈合情况 □ 拔除尿管	□ 切口换药，可间断拆线 □ 根据血常规及相关指标检查结果，决定是否停用治疗性抗菌药物 □ 根据病理分期，制订术后放化疗方案 □ 书写病程记录	□ 上级医师查房 □ 询问进食情况 □ 观察排尿和排粪情况，切口换药拆线 □ 上级医师进行术后康复评估，决定出院日期 □ 向患者及家属交代病情	□ 完成出院记录、病案首页、出院证明等书写 □ 向患者交代出院后的注意事项，重点交代复诊时间及发生紧急情况时的处理方法
重点医嘱	长期医嘱 □ 二级护理 □ 半流食 □ 停用相关治疗 □ 停导尿管和引流管 临时医嘱 □ 复查血常规及相关指标 □ 切口换药	长期医嘱 □ 停用治疗性抗菌药物 临时医嘱 □ 切口换药、间断拆线	长期医嘱 □ 三级护理 □ 普通饮食 临时医嘱 □ 换药拆线	出院医嘱 □ 出院带药
主要护理工作	□ 观察患者一般状况及切口情况 □ 鼓励患者下床活动，促进肠功能恢复 □ 术后生活护理，注意进食情况	□ 观察患者一般状况及切口情况 □ 鼓励患者下床活动，促进肠功能恢复 □ 术后生活护理，注意进食情况和体温	□ 指导患者术后康复 □ 术后生活护理	□ 协助患者办理出院手续 □ 出院指导，重点交代出院后用药方法
病情变异记录	□ 无 □ 有 □ 原因：	□ 无 □ 有 □ 原因：	□ 无 □ 有 □ 原因：	□ 无 □ 有 □ 原因：
护士签名				
医师签名				

第二节 直肠癌腹会阴联合切除手术临床诊疗路径

一、直肠癌腹会阴联合切除手术临床诊疗路径标准住院流程

1. 适用对象

（1）第一诊断为直肠癌，行直肠癌腹会阴联合切除手术。

（2）可 R0 切除的低位直肠癌（Ⅰ期及部分Ⅱ、Ⅲ期患者）。

2. 诊断依据

（1）症状：便血、脓血样便、排便习惯改变、下腹坠痛等。

（2）体格检查：①一般情况评价，如体力状况、是否有贫血、全身浅表淋巴结肿大等；②腹部检查，是否看到肠型及肠蠕动波、触及肿块、叩及鼓音、听到高调肠鸣音或金属音；③直肠指检，明确肿瘤位于直肠壁的位置，下极距肛缘的距离，占肠壁周径的范围。肿瘤大体类型（隆起、溃疡、浸润），基底部活动度及与周围脏器的关系，了解肿瘤向肠壁外浸润情况。观察是否有指套血染。

（3）实验室检查：粪常规＋粪潜血；血清肿瘤标志物 CEA 和 CA19-9，必要时可查 CA242、CA72-4、AFP 和 CA125。

（4）辅助检查：术前肿瘤定性及 TNM 分期，指导选择正确的术式。①结肠镜取活检，病理检查明确肿瘤组织类型和分化程度。②术前应当明确肿瘤分期。行盆腔 MRI 或 CT 明确肿瘤与周围脏器和盆壁的关系或行直肠腔内超声内镜，诊断肿瘤浸润肠壁深度及周围淋巴结是否转移。

（5）鉴别诊断：①其他常见的结直肠疾病：胃肠道间质瘤、炎性肠疾病、淋巴瘤、寄生虫感染、息肉等；②腹腔其他脏器疾病累及直肠：妇科肿瘤、子宫内膜异位症及男性前列腺癌累及直肠。

3. 治疗方案

（1）直肠癌腹会阴联合切除手术。

（2）术前临床分期为 cT3 或 cN+ 的患者可接受术前放化疗（参考放疗临床诊疗路径）。

4. 标准住院日一般为 19～21 天。

5. 进入路径标准

（1）第一诊断必须符合直肠癌疾病编码。

（2）可 R0 切除的低位直肠癌（Ⅰ期、部分Ⅱ和Ⅲ期）。

（3）有手术适应证，无绝对禁忌证。

（4）当患者合并其他疾病，但住院期间不需要特殊处理也不影响第一诊断的临床诊疗路径流程实施时，可以进入路径。

6. 术前准备（术前评估）

（1）必需的检查项目：①血常规、尿常规、便常规+潜血；②凝血功能、肝肾功能、电解质、血糖、血清肿瘤标志物、血型、感染性疾病筛查、心电图检查；③结肠镜；④胸部 X 线检查或胸部平扫 CT；⑤盆腔 MRI 或盆腔增强 CT，或直肠腔内超声。

（2）根据患者病情可选择的检查：①中上腹部强化 CT/MRI 或超声排除癌细胞转移。②疑似膀胱或尿道受累者应行膀胱镜检查；疑似阴道受累者应行阴道镜检查，必要时取组织活检。③疑似骨转移应行全身 ECT 骨扫描检查。④高龄、危重患者应行血气分析、肺功能及超声心动图检查。⑤合并其他疾病应行相关检查，如心肌酶、血糖等。

（3）肠道准备：①无肠梗阻病例：于术前 12～24 小时开始口服泻药，2～3 小时内服完。②不完全性肠梗阻病例：于入院当日起每日口服两次小剂量泻药。③完全性肠梗阻病例：禁忌任何方式的肠道准备。

（4）签署手术及其他相关同意书。

7. 预防性抗菌药物选择与使用时机

（1）建议使用第二代头孢菌素或头孢曲松或头孢噻肟，可加用甲硝唑。

（2）预防性应用抗菌药物：术前 0.5～2.0 小时或麻醉开始时静脉给药，手术超过 3 小时可再给第二剂。

8. 手术日为入院第 4 天

（1）麻醉方式：全身麻醉或静脉复合连续硬膜外麻醉。

（2）手术方式：直肠癌会阴联合切除术。

（3）手术内固定物：部分患者可能使用肠道吻合器等。

（4）术中用药：麻醉常规用药，必要时腹腔化疗药物等。

（5）输血：根据术中情况而定。

（6）病理：术前病理诊断不明确者术中应行快速组织活检；术后切除标本全部送病理。

（7）高危患者，如术前行新辅助放疗和化疗等，可行预防性回肠造口。

9. 入院后第 5～第 18 天（术后 1～14 天）治疗

（1）静脉肠外营养治疗 5～7 天，维持水电解质平衡。

（2）术后排气后即可进食流质或半流质。

（3）术后隔日腹部切口换药；切口感染时应及时局部拆线，引流。

（4）术后第 1 天、第 3 天、第 5 天和第 10 天复查血常规、电解质等，根据检查结果调整抗菌药物和肠外营养治疗。

（5）术后第 7～第 10 天腹部切口拆线；术后第 14 天会阴伤口拆线。

10. 出院标准

（1）患者一般情况良好，基本恢复正常饮食和肠道功能。

（2）体温正常，腹部检查无阳性体征，相关实验室检查基本正常。

（3）手术切口愈合良好。

11. 变异及原因分析

（1）有影响手术的合并症，需要进行相关的诊断和治疗。

（2）对于完全肠梗阻患者，可 I 期行乙状结肠双腔造口术，缓解梗阻症状后可行新辅助放化疗。

二、直肠癌腹会阴联合切除手术临床诊疗路径（表22～表25）

表22　直肠癌腹会阴联合切除手术临床诊疗路径A

时间	住院第1天 （术前3天）	住院第2天 （术前2天）	住院第3天 （术前1天）
主要诊疗工作	□ 询问病史 □ 体格检查 □ 书写病历 □ 上级医师查房 □ 完成查房记录 □ 完善相关检查并开始术前肠道准备	□ 上级医师查房 □ 术前讨论，分析检查结果，制订治疗方案 □ 完成上级医师查房记录等病历书写 □ 完成必要的相关科室会诊	□ 向患者及家属交代病情，明确告知围术期治疗中可能出现的意外和危险 □ 签署手术及麻醉同意书、委托书、自费药品协议书、输血同意书 □ 完成术前准备 □ 完成手术医嘱及术前小结 □ 麻醉医师术前访视患者及完成记录 □ 通知手术室拟定手术时间
重点医嘱	长期医嘱 □ 二级护理 □ 半流质或无渣流质饮食或禁食、禁饮 □ 口服抗菌药物 □ 继续合并症治疗用药 临时医嘱（如门诊未查） □ 血常规和凝血功能、尿常规、便常规+潜血、肝肾功能、电解质、糖及CEA、感染疾病筛查 □ 中上腹部强化CT、盆腔MRI或CT、电子结肠镜、取活检病理及乙状结肠镜检查、胸部强化CT □ 心电图、肺功能、超声心动图	长期医嘱 □ 二级护理 □ 半流质或无渣流质饮食或禁食、禁饮 □ 口服抗菌药物 □ 继续合并症治疗用药 □ 新制订的治疗方案	长期医嘱 □ 二级护理 □ 半流质或无渣流质饮食或禁食、禁饮 □ 口服抗菌药物 □ 继续合并症治疗用药 临时医嘱 □ 晚8点开始口服复方聚乙二醇清洁肠道 □ 备皮 □ 检查血型，备血制品 □ 睡前安定10 mg □ 准备术中特殊器械及材料 □ 抗菌药物皮试 □ 乙状结肠造口定位
主要护理工作	□ 入院介绍 □ 入院评估：一般情况、营养状况、心理变化、生命体征等 □ 指导患者进行辅助检查	□ 观察患者病情及情绪变化等 □ 心理护理	□ 术前宣教（提醒患者术前禁食、禁饮） □ 术前准备 □ 沐浴、剪指甲、更衣
病情变异记录	□ 无 □ 有 □ 原因：	□ 无 □ 有 □ 原因：	□ 无 □ 有 □ 原因：
护士签名			
医师签名			

表23 直肠癌腹会阴联合切除手术临床诊疗路径B

时间	住院第4天 （手术日）	住院第5～第6天 （术后第1～第2天）	住院第7～第8天 （术后第3～第4天）
主要诊疗工作	□ 手术（包括手术安全核对） □ 完成手术记录 □ 完成术后病程记录 □ 向患者及家属交代术中情况及术后注意事项 □ 手术标本常规送病理检查	□ 上级医师查房：观察切口及出入量（特别注意尿量和引流）情况及造口情况、根据各项检查结果评价重要脏器功能，提出诊治意见 □ 乙状结肠指诊促进排气 □ 记录每日病程和上级医师查房意见	□ 切口换药，必要时引流 □ 检查腹部临床表现，注意排气情况及造口情况 □ 记录每日病程
重点医嘱	长期医嘱 □ 全麻下经腹直肠癌根治术后护理常规 □ 一级护理 □ 禁食、禁饮 □ 心电监护、吸氧、尿管长期开放 □ 记出入量，注意引流情况 □ 预防性应用抗菌药物 □ 抑酸、化痰和镇痛治疗 □ 静脉肠外营养治疗，补充液量和能量，维持水电解质平衡 临时医嘱 □ 复查血常规及相关指标	长期医嘱 □ 雾化吸入 临时医嘱 □ 试饮水 □ 乙状结肠造口指诊	长期医嘱 □ 流质饮食 □ 根据病情停用心电监护和吸氧 □ 尿管q4h开放 □ 根据病情停用预防性抗菌药物治疗 临时医嘱 □ 腹部和会阴切口换药 □ 复查血常规及相关指标
主要护理工作	□ 定时巡视病房 □ 观察患者病情及手术切口变化 □ 术后生活护理 □ 鼓励患者床上活动，尤其下肢，预防DVT的发生	□ 观察患者一般状况及切口敷料 □ 术后生活护理 □ 鼓励患者床上活动，预防DVT □ 排痰 □ 针对乙状结肠造口进行心理护理	□ 观察患者一般状况及切口敷料 □ 术后生活护理 □ 指导排尿 □ 鼓励患者床上活动，促进肠功能恢复 □ 针对乙状结肠造口进行心理护理
病情变异记录	□ 无 □ 有 □ 原因：	□ 无 □ 有 □ 原因：	□ 无 □ 有 □ 原因：
护士签名			
医师签名			

表24 直肠癌腹会阴联合切除手术临床诊疗路径C

时间	住院第9～第10天（术后第5～第6天）	住院第11～第12天（术后第7～第8天）	住院第13～第14天（术后第9～第10天）
主要诊疗工作	□ 上级医师查房 □ 根据临床表现、血常规及相关生化检查结果调整治疗方案 □ 会阴切口引流量少于20 mL可拔出引流管 □ 根据患者胃肠道功能决定饮食 □ 腹部和会阴切口换药，检查愈合情况 □ 男性患者可拔出尿管 □ 更换乙状结肠造口袋	□ 腹部和会阴切口换药，腹部切口可间断拆线 □ 根据血常规及相关指标检查结果，决定是否停用抗菌药物治疗 □ 根据病理分期，制订术后放化疗方案，向上级医师汇报 □ 向家属交代病理结果及放化疗方案，家属签字	□ 上级医师查房 □ 询问进食情况 □ 询问排尿和排粪情况 □ 观察腹部情况 □ 腹部和会阴切口换药 □ 腹部切口拆线 □ 更换乙状结肠造口袋
重点医嘱	长期医嘱 □ 二级护理 □ 半流质饮食 □ 停用相关治疗 □ 男性患者停导尿管 □ 停会阴引流管 临时医嘱 □ 复查血常规及相关指标 □ 腹部和会阴切口换药 □ 乙状结肠造口护理	长期医嘱 □ 停用抗菌药物 临时医嘱 □ 腹部和会阴切口换药，腹部间断拆线	长期医嘱 □ 三级护理 □ 普通饮食 临时医嘱 □ 腹部和会阴切口换药 □ 拆线 □ 复查血常规及相关指标
主要护理工作	□ 观察患者一般状况及切口情况 □ 鼓励患者床上活动，促进肠功能恢复 □ 术后生活护理，注意进食情况	□ 观察患者一般状况及切口情况 □ 鼓励患者下床活动，促进肠功能恢复 □ 术后生活护理，注意进食情况和体温	□ 指导患者和家属更换乙状结肠造口袋 □ 术后生活护理
病情变异记录	□ 无 □ 有 □ 原因：	□ 无 □ 有 □ 原因：	□ 无 □ 有 □ 原因：
护士签名			
医师签名			

表 25 直肠癌腹会阴联合切除手术临床诊疗路径 D

时间	住院第 14～第 16 天 （术后第 10～第 12 天）	住院第 16～第 18 天 （术后第 12～第 14 天）	住院第 19～第 21 天 （术后第 15～第 17 天）
主要诊疗工作	□ 询问患者进食和排粪情况 □ 会阴切口换药，可间断拆线 □ 女性患者拔除尿管	□ 上级医师查房 □ 询问进食情况 □ 询问排尿和排粪情况 □ 会阴切口换药、拆线 □ 上级医师进行术后康复评估，决定出院日期 □ 向患者及家属交代病情 □ 更换乙状结肠造口袋	□ 完成出院记录、病案首页、出院证明等书写 □ 向患者交代出院后的注意事项，重点交代复诊时间及发生紧急情况时的处理方法
重点医嘱	□ 会阴切口换药，间断拆线 □ 女性患者停尿管 □ 复查血常规及相关指标	长期医嘱 □ 三级护理 □ 普通饮食 临时医嘱 □ 会阴切口换药拆线 □ 乙状结肠造口护理	出院医嘱 □ 出院带药
主要护理工作	□ 向患者及家属宣教乙状结肠造口护理常识	指导患者和家属更换乙状结肠造口袋	□ 协助患者办理出院手续 □ 出院指导，重点交代出院后用药方法
病情变异记录	□ 无 □ 有 □ 原因：	□ 无 □ 有 □ 原因：	□ 无 □ 有 □ 原因：
护士签名			
医师签名			

第三节 结直肠癌术后化疗临床诊疗路径

一、结直肠癌术后化疗临床诊疗路径标准住院流程

1. 适用对象

第一诊断为结直肠恶性肿瘤术后，病理为腺癌。术后分期为Ⅱ期且含有以下高危因素者：①T4肿瘤，组织学分级差（3级或4级的病灶），脉管或神经浸润，肿瘤周围淋巴结受累，肠梗阻，局部穿孔，手术切缘阳性或不确定，切除的淋巴结数量小于12枚，微卫星稳定。②术后分期为Ⅲ期。

2. 诊断依据

（1）症状：血便为主要症状，可出现腹痛和腹泻。

（2）体格检查：腹部检查，全身浅表淋巴结肿大情况，直肠指诊。

（3）一般情况评估：体力状态评估。

（4）实验室检查：粪便潜血试验、结肠镜检查、血清肿瘤标志物，如CEA、CA19-9等检查。

（5）病理：证实结直肠癌腺癌。

3. 进入路径标准

（1）第一诊断必须符合手术后恶性肿瘤化疗疾病编码。

（2）符合化疗适应证，无化疗禁忌证。

（3）当患者同时具有其他疾病诊断，但在住院期间不需要特殊处理也不影响第一诊断的临床诊疗路径流程实施时，可以进入路径。

4. 标准住院日一般为5天。

5. 住院期间的检查项目

（1）必需的检查项目：①血常规、尿常规、便常规+潜血；②肝肾功能、电解质；CEA、CA19-9、CA724等肿瘤标志物；③心电图、胸部正位片和肝胆胰脾超声检查。

（2）根据患者病情可选择的检查项目：①超声心动图、肺功能检查等；②其他病理检测包括相关的免疫组化等；③骨扫描；④电子结肠镜检查；⑤PET-CT。

6. 化疗前准备

（1）体格检查、体能状况评分。

（2）排除化疗禁忌。

（3）患者、监护人或被授权人签署相关同意书。

7. 治疗方案的选择。

以下化疗方案选一：

（1）FOLFOX6。

（2）FOLFOX4。

（3）Xelox。

（4）卡培他滨单药。

8. 化疗后必须复查的项目

（1）血常规建议每周复查1~2次。根据具体化疗方案及血象变化，复查时间间隔可酌情增减。

（2）肝肾功能每个化疗周期复查1次。根据具体化疗方案及血象变化，复查时间间隔可酌情增减。

9. 化疗中及化疗后治疗

化疗期间脏器功能损伤的相应防治：止吐、保肝、抑酸剂、止泻药、预防过敏、贫血治疗。

10. 出院标准

（1）完成既定化疗流程。

（2）无发热等感染表现。

（3）无Ⅲ度及以上的恶心、呕吐及腹泻（NCI 分级）。

（4）无未控制的癌痛。

（5）无须干预的异常结果。

（6）无须干预的其他并发症。

11. 变异及原因分析

（1）注意化疗期间的并发症，需要进行相关的诊断和治疗，避免导致住院时间延长、费用增加。

（2）因化疗严重不良反应导致的方案、药物或剂量的临时调整。

（3）手术的并发症，如肠粘连、梗阻、伤口裂开等。

二、结直肠癌术后化疗临床诊疗路径（表26）

表26 结直肠癌术后化疗临床诊疗路径

时间	住院第1天	住院第2～第4天（输化疗药物）	住院第5天（出院日）
主要诊疗工作	□询问病史 □体格检查 □完善病历 □开检查、化验单 □上级医师查房与化疗前评估	□上级医师查房并评估患者情况，确定化疗方案 □改善一般情况，如应用升白细胞药物、保肝药物等 □完成病历书写 □向患者及家属交代输液时注意事项、签署化疗同意书	□办理出院 □完成病历书写 □上级医师查房 □向患者及家属交代出院注意事项（包括定期监测血象、生化）
重点医嘱	长期医嘱 □普通内科护理常规 □二级护理 □饮食：按病情 □自由体位 临时医嘱 □血常规、尿常规、大便常规+潜血 □肝肾功能、电解质、血糖、出凝血功能 □肿瘤标志物大全套或CEA、CA19-9、CA724等 □心电图，胸部正位片，肝、胆、胰、脾超声	长期医嘱 □应用止吐、抑酸、护肝等药物 临时医嘱 □输注奥沙利铂注射液，根据化疗方案选药物，根据体表面积计算药量 □输注氟尿嘧啶或口服卡培他滨，根据体表面积计算药量	长期医嘱 停止全部长期医嘱 □开立：今日出院 临时医嘱 □肝肾功能、血常规 □根据化验结果是否应用升白细胞/血小板药物或保肝药物等 □出院带药
主要护理工作	□环境介绍、护理评估 □制订护理计划 □指导患者到相关科室进行检查 □饮食、心理、生活指导 □服药指导	□静脉抽血 □应用输液泵控制液体滴速 □根据医嘱用药	□拔除留置针 □根据医嘱用药
病情变异记录	□无 □有 □原因：	□无 □有 □原因：	□无 □有 □原因：
护士签名			
医师签名			

第四节 直肠癌化疗临床诊疗路径

一、直肠癌化疗临床诊疗路径标准住院流程

1. 适用对象

第一诊断为直肠癌,符合以下情形:①Ⅱ~Ⅲ期需行术后辅助化疗患者。②新辅助化疗。③晚期/转移性直肠癌患者。

2. 诊断依据

(1)症状:便血,脓血样便,排便习惯改变,里急后重,下腹坠痛等。

(2)体格检查:①一般情况评价,如体力状况、是否有贫血、全身浅表淋巴结肿大;②腹部检查,是否看到肠型及肠蠕动波、触及肿块、叩及鼓音、听到高调肠鸣音或金属音;③直肠指检,明确肿瘤位于直肠壁的位置,下极距肛缘的距离,占肠壁周径的范围。肿瘤大体类型(隆起、溃疡、浸润),基底部活动度及与周围脏器的关系,了解肿瘤向肠壁外浸润情况。观察是否有指套血染。

(3)实验室检查:便常规+潜血;血清肿瘤标志物 CEA 和 CA19-9,必要时可查 CA242、CA72-4、AFP 和 CA125。

(4)辅助检查:术前肿瘤定性及 TNM 分期,指导选择正确的术式。①结肠镜取活检,病理检查明确肿瘤组织类型和分化程度。②术前应当明确肿瘤分期。行盆腔 MRI/CT 明确肿瘤与周围脏器和盆壁的关系或行直肠腔内超声内镜,诊断肿瘤浸润肠壁深度及周围淋巴结是否转移。

(5)鉴别诊断:①其他常见的结直肠疾病:胃肠道间质瘤、炎性肠疾病、

淋巴瘤、寄生虫感染、息肉等；②腹部、盆腔其他脏器疾病累及直肠：妇科肿瘤、子宫内膜异位症及男性前列腺癌累及直肠。

3. 标准住院日

一般为≤12天。

4. 进入路径标准

（1）第一诊断必须符合直肠癌疾病编码。

（2）符合化疗适应证，无化疗禁忌证。

（3）当患者合并其他疾病，但住院期间不需要特殊处理也不影响第一诊断的临床诊疗路径流程实施时，可以进入路径。

5. 化疗前准备需3～5天

（1）必需的检查项目：①血常规、尿常规、便常规+潜血；②肝肾功能、电解质、凝血功能、血糖、消化道肿瘤标志物（必须检测CEA、CA19-9；建议检测CA242、CA72-4；有肝转移患者建议检测AFP；有卵巢转移患者建议检测CA125）；③心电图、病理检查。

（2）根据情况可选择的检查项目：①直、结肠镜检查和（或）钡剂灌肠造影。②经直肠腔内超声。③B超检查：了解患者有无复发转移。④提示转移时，可进行相关部位CT/MRI检查。⑤直肠癌分期、评价肝转移病灶的，怀疑腹膜与肝被膜下病灶时首选MRI检查。⑥合并其他疾病相关检查：心肺功能检查等。

（3）签署化疗及其他相关同意书。

6. 化疗后必须复查的项目

（1）化疗期间定期复查血常规，建议每周复查1次。根据具体化疗方案及血象变化，复查时间间隔可酌情增减。

（2）监测 CEA 等肿瘤标志物。

（3）脏器功能评估。

7. 化疗中及化疗后治疗

化疗期间脏器功能损伤的相应防治：止吐、保肝、水化、碱化、防治尿酸肾病（别嘌醇）、抑酸剂、止泻剂、G-CSF 支持等。

8. 出院标准

（1）患者一般情况良好，体温正常，完成复查项目。

（2）没有需要住院处理的并发症。

9. 变异及原因分析

（1）治疗期有感染、贫血、出血及其他合并症者，需进行相关的诊断和治疗，可能延长住院时间并导致费用增加。

（2）化疗后出现骨髓抑制，需要对症处理，导致治疗时间延长、费用增加。

（3）70 岁以上的结肠癌患者根据个体化情况具体实施。

（4）治疗晚期或转移性直肠癌可能使用靶向药物等，包括贝伐珠单抗和西妥昔单抗（推荐用于 *K-ras* 基因野生型患者），导致费用增加。

（5）医师认可的变异原因分析。

（6）其他患者方面的原因等。

第五章 直肠癌

二、直肠癌化疗临床诊疗路径（表 27～表 28）

表 27 直肠癌化疗临床诊疗路径 A

时间	住院第 1～第 2 天	住院第 2～第 4 天	住院第 3～第 6 天（化疗日）
主要诊疗工作	□ 询问病史 □ 体格检查 □ 交代病情 □ 书写病历 □ 开具化验单	□ 上级医师查房 □ 完成化疗前准备 □ 根据结肠镜、CT 检查、病理结果等，举行病例讨论，确定化疗方案 □ 完成必要的相关科室会诊 □ 住院医师完成上级医师查房记录等 □ 病历书写 □ 签署化疗知情同意书、自费用品协议书、输血同意书 □ 向患者及家属交代化疗注意事项 □ 上级医师查房与评估 □ 初步确定化疗方案	□ 化疗 □ 上级医师查房 □ 住院医师完成病程记录 □ 向患者及家属交代病情及化疗后注意事项
重点医嘱	长期医嘱 □ 内科二级护理常规 □ 饮食： 　①普食 　②糖尿病饮食 　③其他 临时医嘱 □ 血常规、尿常规、便常规+潜血 □ 肝肾功能、电解质、凝血功能、血糖、消化道肿瘤标志物 □ 心电图、病理检查 □ 必要时行胸、腹、盆腔 CT	长期医嘱 □ 患者既往基础用药 □ 防治尿酸肾病（别嘌醇） □ 抗菌药物（必要时） □ 补液治疗（水化、碱化） □ 止泻药（必要时） 其他医嘱（化疗期间一级护理） 临时医嘱 □ 化疗 □ 重要脏器保护 □ 止吐 □ 其他特殊医嘱	
主要护理工作	□ 入院介绍 □ 入院评估 □ 指导患者进行相关辅助检查	□ 化疗前准备 □ 宣教 □ 心理护理	□ 观察患者病情变化 □ 定时巡视病房
病情变异记录	□ 无 □ 有 □ 原因：	□ 无 □ 有 □ 原因：	□ 无 □ 有 □ 原因：
护士签名			

续表

时间	住院第1～第2天	住院第2～第4天	住院第3～第6天（化疗日）
医师签名			

表28 直肠癌化疗临床诊疗路径B

时间	住院第7～第11天	住院第12天（出院日）
主要诊疗工作	□上级医师查房 □上级医师进行评估，决定出院日期 □向患者及家属交代病情	□完成出院记录、病案首页、出院证明等书写 □向患者交代出院后的注意事项，重点交代复诊时间及发生紧急情况时的处理方法
重点医嘱	长期医嘱 □三级护理 □普通饮食 临时医嘱 □定期复查血常规 □监测CEA等肿瘤标志物 □脏器功能评估	出院医嘱 □出院带药
主要护理工作	□观察患者病情变化 □定时巡视病房	□协助患者办理出院手续 □出院指导，重点交代出院后用药方法
病情变异记录	□无 □有 □原因：	□无 □有 □原因：
护士签名		
医师签名		

第五节 直肠癌术前放疗临床诊疗路径

一、直肠癌术前放疗临床诊疗路径标准住院流程

1. 适用对象

第一诊断为直肠癌拟行术前放疗的患者。

2. 诊断依据

（1）临床症状主要为大便习惯改变。

（2）辅助检查直肠指检、肠镜、CT 或 MRI 提示。

（3）病理活检证实。

3. 进入路径标准

（1）第一诊断必须符合直肠癌。

（2）当患者同时具有其他疾病诊断时，但在住院期间不需要特殊处理也不影响第一诊断的临床诊疗路径流程实施时，可以进入路径。

4. 标准住院日

一般为 35～45 天。

5. 住院期间的检查项目

（1）必需的检查项目：①血常规、尿常规、便常规；②凝血功能、血型；③消化道肿瘤指标；④肝肾功能；⑤肠镜、盆腔 MRI、胸部＋上腹 CT、心电图；⑥CT 放疗定位。

（2）根据患者病情进行的检查项目：心脏彩超（老年人或既往相关病史者）、全身骨 ECT（疑有骨转移者）、SPECT（疑有其余部位转移者）、

PET-CT。

6. 术前适形或调强放疗。

7. 预防性抗菌药物选择与使用时机，发热、腹痛、腹泻明显患者建议立即进行病原微生物培养并使用抗菌药物。

8. 针对药物，必要的升血、针对放射性消化和泌尿系统反应等的药物。

9. 放疗日一般为入院第 5~第 11 天。

10. 术后恢复

（1）同步化疗：对可耐受患者可予以奥沙利铂、卡培他滨等 5-Fu 类同步化疗。

（2）脏器功能损伤的相应防治：给以必要的升血、针对放射性消化和泌尿系统反应等的药物。

（3）感染防治：发热、腹痛、腹泻明显患者建议立即进行病原微生物培养。

11. 出院标准

（1）一般情况良好。

（2）没有需要住院处理的并发症和（或）合并症。

12. 变异及原因分析

（1）有影响放疗的并发症或合并症，需要进行相关的诊断和治疗，并适当延长住院时间。

（2）发现有远处转移或无法耐受放疗时，退出此临床诊疗路径。

（3）术前放疗结束时复查、评估发现仍无法手术，需行根治性放疗，退出此临床诊疗路径。

二、直肠癌术前放疗临床诊疗路径（表 29～表 30）

表 29　直肠癌术前放疗临床诊疗路径 A

时间	住院第 1 天	住院第 2～第 9 天	住院第 5～第 11 天（放疗开始）
主要诊疗工作	□ 询问病史，体格检查 □ 完成病历书写 □ 开化验单 □ 上级医师查房与术前评估	□ 上级医师查房 □ 完成相关检查 □ 住院医师完成上级医师查房记录等病历书写 □ 完成必要的相关科室会诊 □ 向患者或其家属交代病情，并签署 72 小时入院谈话，介绍诊疗计划	□ 上级医师查房 □ 完成入院检查 □ 完成上级医师查房记录等病历书写 □ 向患者或其家属交代病情，并签署放疗知情同意书、化疗知情同意书、激素使用知情同意书等 □ 开始放疗
重点医嘱	长期医嘱 □ 护理常规 □ 二或三级护理 □ 普食 临时医嘱 □ 血常规、尿常规、便常规、肝肾功能、电解质、消化道肿瘤指标、凝血功能、血型 □ 肠镜、盆腔 MRI、胸部+上腹 CT、腹股沟 B 超、心电图 □ 必要时行超声心动、全身骨 ECT、SPECT、PET-CT	长期医嘱 □ 患者既往疾病基础用药 □ 护理常规 □ 二或三级护理 □ 普食 临时医嘱 □ CT 定位	长期医嘱 □ 患者既往疾病基础用药 □ 护理常规 □ 二或三级护理 □ 普食 □ 通便治疗（必要时） 临时医嘱 □ 其他特殊医嘱
主要护理工作	□ 介绍病房环境、设施和设备 □ 入院护理评估 □ 实施相应级别护理及饮食护理 □ 告知相关检验项目及注意事项，指导并协助患者到相关科室进行检查	□ 实施相应级别护理及饮食护理 □ 告知特殊检查注意事项，指导并协助患者进行检查 □ 给予心理疏导	□ 宣教（放疗知识） □ 实施相应级别护理及饮食护理 □ 血管评估 □ 药物宣教及疗效观察
病情变异记录	□ 无 □ 有 □ 原因：	□ 无 □ 有 □ 原因：	□ 无 □ 有 □ 原因：
护士签名			
医师签名			

表30 直肠癌术前放疗临床诊疗路径B

时间	住院第6～第44天	出院日
主要诊疗工作	□ 上级医师查房，注意病情变化 □ 住院医师完成常规病历书写 □ 根据情况决定是否需要复查血常规、肝肾功能、电解质、胸片、淋巴结B超、盆腔CT等 □ 注意观察生命体征、疼痛评分等 □ 注意放射性皮炎、放射性肠炎等的观察 □ 必要可予以奥沙利铂、卡培他滨等5-Fu类同步化疗	□ 上级医师查房，确定有无并发症情况，明确是否适合出院 □ 完成出院记录、病案首页、出院证明等书写 □ 向患者交代出院后的注意事项，如返院复诊的时间、地点，发生紧急情况时的处理方法等
重点医嘱	长期医嘱 □ 护理常规 □ 二或三级护理 □ 患者既往基础用药 □ 普食 临时医嘱 □ 血常规、尿常规、便常规 □ 肝肾功能、电解质 □ 病原微生物培养（必要时） □ 胸片、淋巴结B超、盆腔CT等 □ 奥沙利铂、卡培他滨等5-Fu类同步化疗 □ 止吐、补液、护肝、抗炎、通便或止泻等	出院医嘱 □ 出院带药 □ 定期门诊随访、复查 □ 继续皮肤护理至少半个月 □ 需序贯化疗患者按时来院化疗
主要护理工作	□ 观察患者病情变化 □ 心理与生活护理 □ 加强皮肤护理 □ 深静脉护理	□ 指导患者办理出院手续 □ 出院后的健康教育
病情变异记录	□ 无 □ 有 □ 原因：	□ 无 □ 有 □ 原因：
护士签名		
医师签名		

第六节　直肠癌放射治疗临床诊疗路径

一、直肠癌放射治疗临床诊疗路径标准住院流程

1. 适用对象

第一诊断为中、下段直肠癌拟行放射治疗的患者。

（1）对保肛困难、临床分期 T3N0、T4N0 的直肠癌，应推荐行术前同步放化疗。

（2）对术后病理分期 T3N0 的病例，应推荐行术后同步放化疗。

（3）不可切除的局部晚期直肠癌放化疗综合治疗。

（4）复发或转移性肿瘤局部放疗。

（5）晚期直肠癌姑息放疗。

2. 诊断依据

（1）症状：便血，脓血样便，排便习惯改变，下腹坠痛等。

（2）体格检查：①一般情况评价，体力状况、是合有贫血、全身浅表淋巴结肿大；②腹部检查，是否看到肠型及肠蠕动波、触及肿块、叩及鼓音、听到高调肠鸣音或金属音；③直肠指检，明确肿瘤位于直肠壁的位置，下极距肛缘的距离，占肠壁周径的范围。肿瘤大体类型（隆起、溃疡、浸润），基底部活动度及与周围脏器的关系，了解肿瘤向肠壁外浸润情况。观察是否有指套血染。

（3）实验室检查：便常规＋潜血；血清肿瘤标志物 CEA 和 CA19-9，必要时可查 CA242、CA72-4、AFP 和 CA125。

（4）辅助检查：术前肿瘤定性及 TNM 分期，指导选择正确的术式。①结肠镜取活检，病理检查明确肿瘤组织类型和分化程度，排除同时性结直肠多原发癌。可使用乙状结肠镜确定直肠肿瘤位置。②术前应当明确肿瘤分期。行盆腔 MRI 或 CT 明确肿瘤与周围脏器和盆壁的关系，或行直肠腔内超声内镜，诊断肿瘤浸润肠壁深度及周围淋巴结是否转移。

（5）鉴别诊断：①其他常见的结直肠疾病，如胃肠道间质瘤、炎性肠疾病、淋巴细胞瘤、寄生虫感染、息肉等；②腹腔其他脏器疾病累及直肠，如妇科肿瘤、子宫内膜异位症及男性前列腺癌累及直肠；③转移性直肠肿瘤，库肯勃瘤较为常见。

3. 标准住院日

一般为≤45 天。

4. 进入路径标准

（1）第一诊断必须符合直肠癌疾病编码。

（2）无放疗禁忌证。

（3）当患者合并其他疾病，但住院期间不需要特殊处理也不影响第一诊断的临床诊疗路径流程实施时，可以进入路径。

5. 放射治疗前准备

（1）必需的检查项目：①血常规、尿常规、便常规；②肝肾功能；③肿瘤标志物；④心电图、胸片；⑤盆腔增强 CT 或 MRI 扫描；⑥上腹部增强 CT 或腹部超声检查。

（2）根据情况可选择的检查项目：①肺功能、超声心动图；②凝血功能；③ECT 骨扫描；④临床需要的其他检查项目。

（3）签署放射治疗及其他相关同意书。

6. 放射治疗方案

（1）术前同步放化疗。推荐行 5-Fu 同步放化疗或卡培他滨同步放化疗。照射范围应包括肿瘤以及区域淋巴结引流区域。照射剂量 DT 45.0～50.4 Gy/25～28 f/5.0～5.5 W，可选择性局部加量 5.4 Gy/3 f，或采用调强放疗技术同步给予到相当的照射剂量。

（2）术后放化疗。术后化疗推荐行 5-Fu 或卡培他滨，照射范围为瘤床及区域淋巴结引流区，剂量同术前放化疗。放疗最好在术后 3 个月内开始。

（3）T4 或局部不可切除的肿瘤。应先行 5-Fu 同步放化疗或卡培他滨同步放化疗，照射范围和剂量同术前放疗，然后评价可切除性，若仍不可切除，应加量同步放化疗，肿瘤局部剂量可加到 60～70 Gy。

（4）复发性直肠癌。①吻合口复发，若复发病灶不可切除，且既往未行盆腔放疗，可行同步放化疗（剂量同术前放化疗），再评估手术可能性。若不可切除，肿瘤局部剂量可加到 60 Gy。②盆腔复发，若既往未行盆腔放疗，可给全盆腔或局部扩大野照射 DT 50 Gy 后，复发灶局部加量照射（至 60～70 Gy）。若曾经接受盆腔放疗，则行局部放疗 DT 40～60 Gy。放疗期间可同期化疗。

（5）盆腔以外转移病灶。可配合肿瘤外科或肿瘤内科行局部放射治疗，如肺肝转移灶及转移淋巴结在正常组织耐受的前提下可行放疗。

7. 放射治疗技术

（1）调强放疗技术。有条件的地区，推荐使用调强放疗技术。

（2）常规放疗技术。①定位前准备：定位前 1 小时，依据个人的情况间断饮水 500～800 mL 使膀胱充盈，后续治疗期间仍保持同样的膀胱充盈状态。②体位：俯卧位，推荐使用腹部定位板。③射野设计：推荐三野照射技术。

（3）三维适形。

（4）脏器保护。膀胱 $V_{max}50 < 50$ Gy，股骨头 $V_{max}50 < 50$ Gy。应尽量减少射野中的小肠，其剂量 $V_{max}50 < 20～30$ Gy，$V_{max}x < 45～50$ Gy。

8. 放射治疗中的检查和不良反应的治疗处理

（1）至少每周一次体格检查。

（2）每周复查血常规，必要时复查肝肾功能。

（3）密切观察病情，针对急性不良反应，给予必要的治疗，避免可治疗的不良反应造成治疗中断和剂量缩减。

（4）治疗中根据病情复查影像学检查，酌情对治疗计划进行调整或重新定位。

9. 治疗后复查

（1）血常规、肝肾功能、肿瘤标志物。

（2）盆腔 CT。

（3）上腹 CT。

10. 出院标准

（1）完成全部放射治疗计划。

（2）无严重毒性反应需要住院处理。

（3）无须住院处理的其他合并症/并发症。

二、直肠癌放射治疗临床诊疗路径（表 31～表 32）

表 31 直肠癌放疗临床诊疗路径 A

时间	住院第 1 天	住院第 2～第 3 天	住院第 3～第 7 天
主要诊疗工作	□ 询问病史 □ 体格检查 □ 交代病情 □ 书写病历 □ 开具检查化验申请 □ 初步确定放射治疗靶区和剂量	□ 上级医师查房和评估 □ 完成放疗前检查、准备 □ 根据病理结果影像资料等，结合患者的基础疾病和综合治疗方案，行放疗前讨论，确定放疗方案 □ 完成必要的相关科室会诊 □ 住院医师完成上级医师查房记录等病历书写 □ 签署放疗知情同意书、自费用品协议书（如有必要），向患者及家属交代放疗注意事项	□ 放疗定位，可二维定位，推荐三维治疗，定位后 CT 扫描或直接行模拟定位 CT □ 医师勾画靶区 □ 物理师完成计划制订 □ 模拟机及加速器计划确认和核对 □ 住院医师完成必要病程记录 □ 上级医师查房 □ 向患者及家属交代病情及放疗注意事项
重点医嘱	长期医嘱 □ 放疗科一级护理常规 □ 饮食 　①普食 　②糖尿病饮食 　③其他 临时医嘱 □ 血常规、尿常规、便常规 □ 肝肾功能 □ 肿瘤标志物 □ 心电图、胸片 □ 盆腔增强 CT 或 MRI 扫描、上腹部 CT 扫描或腹部超声检查 □ 其他	长期医嘱 □ 患者既往基础用药 □ 其他医嘱 临时医嘱 □ 其他特殊医嘱	
主要护理工作	□ 入院介绍 □ 入院评估 □ 指导患者进行相关辅助检查	□ 放疗前准备 □ 放疗前宣教 □ 心理护理	□ 观察患者病情变化 □ 定时巡视病房
病情变异记录	□ 无 □ 有 □ 原因：	□ 无 □ 有 □ 原因：	□ 无 □ 有 □ 原因：
护士签名			
医师签名			

表32 直肠癌放射治疗临床诊疗路径 B

时间	住院第 8～第 43 天 （放疗过程）	住院第 43～第 45 天 （出院日）
主要 诊疗 工作	□ 放疗开始 □ 上级医师查房，注意病情变化 □ 住院医师完成常规病历书写 □ 注意记录患者放疗后正常组织不良反应的发生日期和程度	□ 上级医师查房，对放疗区域不良反应等进行评估，明确是否能出院 □ 住院医师完成常规病历书写及完成出院记录、病案首页、出院证明等书写，向患者交代出院后的注意事项，如返院复诊的时间、地点，后续治疗方案及用药方案，完善出院前检查
重点 医嘱	长期医嘱 □ 患者既往基础用药 临时医嘱 □ 同期化疗 □ Q 5-FU □ 卡培他滨 □ 其他化疗药物 □ 正常组织放疗保护剂 □ 针对放疗急性反应的对症处理药物 其他特殊医嘱	长期医嘱 □ 患者既往基础用药 临时医嘱 □ 血常规、肝肾功能 □ 上腹部或盆腔 CT 检查 出院医嘱 □ 出院带药
主要 护理 工作	□ 观察患者病情变化 □ 定时巡视病房	□ 指导患者放疗结束后注意事项 □ 出院指导 □ 协助办理出院手续
病情变 异记录	□ 无 □ 有 □ 原因：	□ 无 □ 有 □ 原因：
护士 签名		
医师 签名		

第六章

肠外瘘

一、肠外瘘临床诊疗路径标准住院流程

1. 适用对象

第一诊断为肠外瘘拟行病变肠段切除肠吻合术的患者。

2. 诊断依据

（1）病史：有无手术、创伤、炎症、疾病、放射治疗、先天异常等诱因。

（2）症状体征：肠内容物从引流物或创口中流出腹壁，创口经久不愈或反复感染。

（3）辅助检查，①口服染料或炭末，记录瘘口染料或炭末排出的时间、量；②瘘管造影，明确瘘的部位、大小，瘘管的长短、走行及脓腔范围，了解肠襻情况；③胃肠道造影，了解是否胃肠道内瘘，判断瘘的位置，瘘远端肠道是否梗阻；④胸腹部X线片，了解胸腹是否积液、膈下游离气体或肠梗阻；⑤B超、CT和（或）MRI，了解有无深部脓肿、积液或梗阻因素，观察脓肿、积液与胃肠道的关系。

3. 治疗方案

（1）治疗原则：纠正贫血、电解质平衡失调、营养不良，合理有效引流、控制感染，加强瘘口管理，重视营养支持治疗，维持重要器官功能，防治并发症，设法闭合瘘口。

（2）行病变肠段切除肠吻合术。

4. 标准住院日

一般为9～18天。

5. 进入路径标准

（1）第一诊断符合肠外瘘疾病编码。

（2）当患者合并其他疾病，但住院期间不需要特殊处理也不影响第一诊断的临床诊疗路径流程实施时，可以进入路径。

6. 明确诊断及入院常规检查≤5天

（1）常规检查。①实验室检查血型、血常规、尿常规、便常规＋潜血、电解质、肝功能、凝血功能、感染性疾病筛查；②辅助检查：心电图、胸部X线检查等。

（2）明确诊断检查。①实验室检查：引流液常规检查、胆红素浓度、细菌培养及药物敏感试验等；②辅助检查：瘘管造影、胃肠道造影、B超及腹部CT和（或）MRI。

7. 选择用药

（1）抗菌药物：建议使用头孢曲松或头孢噻肟，可加用甲硝唑；明确感染患者，可根据药敏试验结果调整抗菌药物。在急性腹膜炎与全身性感染时，应静脉给予针对性强的抗菌药物；注意导管相关感染的发生。

（2）其他用药：营养制剂等。

8. 手术日为入院第3~第6天

（1）麻醉方式：气管内插管全身麻醉和（或）硬膜外麻醉。

（2）术中用药：麻醉常规用药、补充血容量药物（晶体、胶体）、止血药、血管活性药物。

（3）手术植入物：根据患者病情使用空肠营养管、吻合器。

（4）输血：根据术前血红蛋白状况及术中出血情况而定。

（5）病理：切除标本解剖后做病理学检查，必要时行术中冰冻病理学检查。

9. 术后住院恢复期

（1）必须复查的项目：血常规、肝肾功能、电解质。

（2）复诊：出院1个月内门诊复诊。

10. 出院标准

（1）患者一般情况良好，伤口愈合，可开始经口进食。

（2）体温正常，腹部无阳性体征，相关实验室检查结果基本正常。

（3）没有需要住院处理的并发症和（或）合并症。

11. 变异及原因分析

（1）存在严重影响预后的因素，无治愈可能者，须退出本路径，如结核、肿瘤以及无法解除的肠梗阻等。

（2）出现难治性并发症如大出血、多器官功能衰竭等时退出本路径，转入相应路径处理。

（3）由外院转入经治疗后稳定的患者，经评估后可进入相应的治疗阶段。

（4）严重营养不良或合并其他脏器疾病，有手术禁忌证者，不进入本路径。

二、肠外瘘临床诊疗路径（表 33～表 35）

表 33　肠外瘘临床诊疗路径 A

时间	住院第 1 天	住院第 2 天	住院第 3～第 6 天（手术日前）
主要诊疗工作	□ 询问病史 □ 体格检查 □ 完成首次病程记录、住院病历书写 □ 开检查检验单 □ 评估有无急性并发症（如大出血、穿孔等） □ 上级医师查房	□ 上级医师查房 □ 进行术前准备与术前评估 □ 进行必要的相关科室会诊 □ 根据各项检验及检查结果，进行术前讨论，初步制订治疗方案	□ 上级医师查房并确定下一步诊疗计划 □ 完成上级医师查房记录，疑难病例需要全科讨论 □ 改善一般情况，完善术前准备 □ 完成相应科室会诊 □ 向患者及家属交代围术期注意事项、签署各种医疗文书
重点医嘱	长期医嘱 □ 普通外科护理常规 □ 二级护理 □ 饮食（视情况） □ 对症处理 □ 伤口处理 临时医嘱 □ 血常规、血型、尿常规、便常规+潜血 □ 肝肾功能、电解质、凝血功能、感染性疾病筛查 □ 心电图、胸部正位片 □ 必要时引流液常规检查、胆红素浓度、细菌培养及药物敏感试验等，胃肠道造影、B超及腹部CT和（或）MRI	长期医嘱 □ 患者既往基础用药 □ 若有轻中度营养不良者，予肠内、肠外营养治疗 □ 其他相关治疗 临时医嘱 □ 相关专科医师的会诊单 □ 必要时术前营养治疗 □ 根据病情复查有异常的检查及化验	长期医嘱 □ 普通外科护理常规 □ 二级护理 □ 饮食（视情况） □ 营养治疗 □ 对症处理 临时医嘱 □ 既往基础用药临时下达 □ 拟在硬膜外麻醉或（和）全麻下行病变肠段切除吻合术 □ 饮食指导 □ 术前或术中留置胃管、尿管 □ 常规皮肤准备 □ 术前麻醉辅助药 □ 预防性抗菌药物 □ 必要时行肠道准备 □ 药物过敏试验
主要护理工作	□ 环境介绍、护理评估 □ 制订护理计划 □ 静脉取血 □ 指导患者到相关科室进行检查 □ 饮食、心理、生活指导、服药指导	□ 饮食、心理指导 □ 静脉抽血 □ 术前指导	□ 饮食、心理指导、静脉抽血 □ 术前指导 □ 术前准备：备皮、肠道准备等 □ 告知患者及家属术前流程及注意事项 □ 术前手术物品准备
病情变异记录	□ 无 □ 有 □ 原因：	□ 无 □ 有 □ 原因：	□ 无 □ 有 □ 原因：
护士签名			
医师签名			

表34 肠外瘘临床诊疗路径B

时间	住院第4~第7天（手术日）		住院第5~第8天（术后第1天）
	术前	术后	
主要诊疗工作	□ 送患者入手术室 □ 麻醉准备，监测生命体征 □ 施行手术 □ 必要时行冰冻病理检查	□ 完成术后各项处理 □ 住院医师完成病程记录 □ 完成手术记录、麻醉记录和术后当天的病程记录 □ 向患者及家属交代病情及术后注意事项	□ 上级医师查房 □ 实施术后治疗 □ 监测术后病情、完成常规病程记录
重点医嘱	长期医嘱 □ 硬膜外麻醉或（和）全麻下行病变肠段切除吻合术 临时医嘱 □ 术前0.5小时使用抗菌药物 □ 液体治疗 □ 相应治疗（视情况）	长期医嘱 □ 外科术后护理常规和肠外瘘术后护理常规 □ 一级护理 □ 禁食 □ 相关监护 □ 合理氧治疗 □ 记录24小时出入量 □ 胃肠减压 □ 腹腔引流 □ 尿管接袋 □ 患者既往基础用药 临时医嘱 □ 液体治疗及纠正水电解质失衡 □ 手术时间长或污染重，可加用肠内、外营养治疗 □ 根据病情变化施行相关治疗	长期医嘱 □ 一级护理 □ 饮食指导 □ 液体和营养支持 □ 记录24小时出入量 □ 记录相关引流量 □ 必要时抗菌药物 □ 必要时生长抑素 临时医嘱 □ 相关检验复查 □ 其他特殊医嘱
主要护理工作	□ 术晨按医嘱清洁肠道，留置胃管、尿管 □ 术前注射麻醉用药 □ 健康教育 □ 饮食指导 □ 指导术前注射麻醉用药后注意事项 □ 安排陪送患者入手术室 □ 心理支持	□ 指导患者体位与活动 □ 一级护理 □ 饮食指导 □ 密切观察患者病情变化 □ 观察患者腹部体征及肠道功能恢复的情况 □ 管道护理及指导 □ 记录24小时出入量 □ 疼痛护理 □ 皮肤护理 □ 营养支持护理 □ 伤口和造口护理 □ 心理支持（患者及家属） □ 康复指导（运动指导）	□ 指导体位与活动 □ 一级护理 □ 密切观察患者病情变化 □ 观察患者腹部体征及肠道功能恢复的情况 □ 管道护理及指导 □ 记录24小时出入量 □ 疼痛护理 □ 皮肤护理 □ 营养支持护理 □ 治疗护理 □ 造口护理（必要时） □ 心理支持
病情变异记录	□ 无 □ 有 □ 原因：	□ 无 □ 有 □ 原因：	□ 无 □ 有 □ 原因：
护士签名			
医师签名			

表 35 肠外瘘临床诊疗路径 C

时间	住院第6～第9天（术后第2天）	住院第7～第10天（术后第3天）	住院第8～第11天（术后第4～第5天）	住院第9～第18天（出院日）
主要诊疗工作	□ 上级医师查房 □ 监测术后恢复情况 □ 根据病情变化修订观察和治疗措施 □ 液体和营养支持 □ 记录相关引流量 □ 完成常规病程记录	□ 上级医师查房 □ 监测术后恢复情况 □ 根据病情变化修订观察和治疗措施，完成常规病程记录等 □ 根据病情行伤口换药	□ 上级医师查房 □ 监测术后恢复情况 □ 根据病情变化修订观察指标和治疗措施 □ 完成病历书写 □ 根据胃肠功能恢复情况指导、减少补液	□ 经手术效果、术后并发症、伤口愈合情况评估明确是否能出院 □ 通知患者及其家属出院 □ 向患者及其家属交代出院后注意事项，预约复诊及拆线日期，完成出院记录、病案首页、出院证明书写 □ 将"出院小结"的副本交给患者或其家属
重点医嘱	长期医嘱 □ 一级或二级护理 □ 液体和营养支持 □ 记录相关引流量 □ 饮食指导 临时医嘱 □ 引流管管理（视病情拔除或继续使用） □ 伤口处理（视病情） □ 复查必要检验（视病情）	长期医嘱 □ 一级或二级护理 □ 液体和营养支持（鼓励早期恢复饮食、减少输液） □ 记录相关引流量 临时医嘱 □ 引流管管理（视病情拔除或继续使用） □ 伤口处理（视病情） □ 复查必要检查检验项目（视病情）	长期医嘱 □ 二级或三级护理 □ 饮食指导、液体和营养治疗（鼓励早期恢复饮食、减少输液） □ 记录相关引流量 临时医嘱 □ 引流管和伤口处理（视情况） □ 复查必要检查检验项目（视病情）	临时医嘱 □ 根据患者全身状况决定检查项目 □ 预约拆线 □ 换药 □ 出院带药
主要护理工作	□ 指导患者体位与活动 □ 一或二级护理 □ 观察患者病情变化 □ 观察患者腹部体征及肠道功能恢复的情况 □ 管道护理及指导 □ 记录引流量 □ 皮肤护理 □ 营养支持护理 □ 造口护理 □ 心理支持、疼痛护理 □ 康复指导	□ 指导患者体位与活动 □ 协助饮食指导和生活护理 □ 静脉抽血 □ 观察病情变化和修订护理计划 □ 营养支持护理 □ 造口护理 □ 心理支持 □ 康复指导 □ 饮食指导	□ 观察病情变化和康复情况 □ 指导体位与活动 □ 协助生活护理 □ 协助指导饮食 □ 营养支持护理 □ 伤口和造口护理（视病情）	□ 出院指导 □ 办理出院手续 □ 复诊时间 □ 服药指导 □ 康复指导 □ 疾病知识及后续治疗 □ 造口护理指导
病情变异记录	□ 无 □ 有 □ 原因：	□ 无 □ 有 □ 原因：	□ 无 □ 有 □ 原因：	□ 无 □ 有 □ 原因：
护士签名				
医师签名				

第七章

肛裂

一、肛裂临床诊疗路径标准住院流程

1. 适用对象

第一诊断为肛裂拟行肛裂切除术的患者。

2. 诊断依据

（1）病史：排便时、排便后肛门疼痛，便秘，出血。

（2）体格检查：肛门视诊可见单纯肛管皮肤全层溃疡，可伴有"前哨痔"、肛乳头肥大等。

3. 治疗方案：拟行肛裂切除术。

4. 标准住院日

一般为4～7天。

5. 进入路径标准

（1）第一诊断必须符合肛裂疾病编码。

（2）当患者合并其他疾病，但住院期间不需要特殊处理也不影响第一诊断的临床诊疗路径流程实施时，可以进入路径。

（3）表浅的、经过保守治疗可以治愈或症状严重，需要加行内括约肌切断术的肛裂患者不得进入本路径。

6. 术前准备（术前评估）1～2天

（1）必需的检查项目：①血常规、尿常规、便常规＋潜血；②肝肾功能、电解质、凝血功能、感染性疾病筛查；③心电图、胸部X线平片。

（2）必要时行肛管直肠压力测定或纤维结肠镜检查。

（3）根据患者年龄和病情可行肺功能、超声心动图检查。

7. 预防性抗菌药物选择与使用时机

预防性抗菌药物需结合患者的病情决定抗菌药物的选择。

8. 手术日（为入院第3～第4天）

（1）麻醉方式：局麻、腰麻或连续硬膜外麻醉，特殊情况可选用静脉麻醉。

（2）手术：行肛裂切除术。

（3）必要时送病理检查。

9. 术后住院恢复（4～5天）

（1）局部麻醉患者术后即可进食，半小时后可下床活动。

（2）连续硬膜外麻醉或腰硬联合麻醉患者，术后去枕平卧、禁食6小时，给予补液治疗；术后6小时可下床活动，可进流食。

（3）换药：每天切口换药1～2次，刨面较深时，放置纱条引流并保持引流通畅；创面变浅后可改为坐浴。

（4）术后用药：局部用药（栓剂、膏剂、洗剂）、口服药物和物理治疗等。

（5）必须复查的项目：血常规、尿常规。

（6）术后异常反应处理：①疼痛处理，酌情选用镇静药、止痛药等；②术后尿潴留的预防及处理，理疗、针灸或导尿；③伤口渗血处理，换药、出血点压迫或使用止血剂；④排便困难，口服软化大便药物，必要时诱导灌肠；⑤创面水肿，使用局部或全身消水肿药；⑥术后继发大出血的处理，结扎或电凝出血点；⑦其他处理，呕吐、发热、头痛等，对症处理。

10. 出院标准

（1）体温正常，无须住院处理的并发症和（或）合并症。

（2）肛门部创面无异常分泌物，引流通畅，无明显水肿、出血。

11. 变异及原因分析

（1）手术后出现继发感染或大出血等并发症时，导致住院时间延长与费用增加。

（2）伴发其他基础疾病需要进一步明确诊断，导致住院时间延长与费用增加。

二、肛裂临床诊疗路径（表36～表37）

表36　肛裂临床诊疗路径A

时间	住院第1～第2天	住院第2～第3天（手术日）	
		术前与术中	术后
主要诊疗工作	□病史询问 □体格检查 □完成首次病程记录、住院病历书写 □开出常规检查、化验单 □上级医师查房和手术评估 □向患者及家属交代围术期注意事项、签署各种医疗文书	□麻醉和手术 □术前0.5小时使用抗菌药物 □向患者及家属交代病情及术后注意事项	□向患者及家属说明手术情况 □完成手术记录、麻醉记录和术后病程记录 □开术后医嘱 □确定有无麻醉、手术并发症
重点医嘱	长期医嘱 □普通外科护理常规 □二级护理 □流质饮食 临时医嘱 □查血常规、尿常规、肝肾功能、电解质、凝血功能，感染性疾病筛查 □心电图、胸部X线平片 □必要时行肛管直肠压力测定和（或）结肠镜检查 □肺功能测定和超声心动图（必要时） □术前准备（通便灌肠、术前镇静、备皮等） □药物过敏试验	长期医嘱 □肛裂护理常规 □禁食 临时医嘱 □液体治疗 □相应治疗（视情况）	长期医嘱 □按腰硬外麻醉下行肛裂切除术后护理常规 □二级护理 □半流质饮食 □坐浴（排便后） □肛门部理疗（红外线治疗、激光照射治疗等） □口服相应对症处理药物 临时医嘱 □必要时液体治疗 □必要时使用止血药 □视情况静滴或口服抗菌药物和服止痛药 □创面渗出物较多时，伤口换药
主要护理工作	□环境介绍 □护理评估 □制订护理计划 □静脉取血（明晨取血） □指导患者到相关科室进行检查 □饮食、心理、生活指导 □服药指导 □术前准备	□观察患者生命体征 □嘱患者保持肛门清洁，切忌用力排便 □观察手术创面有无渗血 □术后心理、生活护理 □疼痛护理	□记录患者一般状况、营养状况 □嘱患者继续注意保持大便通畅，保持肛门局部清洁
病情变异记录	□无 □有 □原因：	□无 □有 □原因：	□无 □有 □原因：
护士签名			
医师签名			

表37 肛裂临床诊疗路径B

时间	住院第3～第4天（术后第1天）	住院第4～第6天（术后第2～第4天）	住院第7天（出院日）
主要诊疗工作	□ 上级医师查房 □ 观察切口（是否有渗血、分泌物、水肿等）、有无排便情况 □ 完成常规病程记录	□ 上级医师查房 □ 注意观察切口情况 □ 评估昨日检验结果 □ 完成常规病程记录	□ 上级医师查房，进行手术及伤口评估，确定有无手术并发症，明确是否可以出院 □ 通知患者及其家属出院 □ 向患者及其家属交代出院后创面注意事项，预约复诊日期 □ 完成出院记录、病案首页、出院证明书写 □ 将"出院小结"的副本交给患者或其家属
重点医嘱	长期医嘱 □ 二级护理 □ 半流质饮食 □ 坐浴 □ 根据创面水肿情况，选择肛门部理疗（红外线治疗、激光照射治疗等） □ 口服相应对症处理药物 临时医嘱 □ 视情况应用口服止痛药 □ 创面换药 □ 复查血尿常规、肝肾功能等	长期医嘱 □ 二级护理 □ 普通饮食 □ 坐浴 □ 视创面情况选用肛内用药：栓剂或膏乳剂 □ 视创面情况选用肛门部理疗（红外线治疗、激光照射治疗等） 临时医嘱 □ 视情况口服止痛药 □ 创面渗出物较多时，伤口换药	临时医嘱 □ 根据患者状况决定检查项目 □ 换药 □ 出院带药
主要护理工作	□ 记录患者一般状况、营养状况 □ 嘱患者注意保持大便通畅，保持肛门局部清洁	□ 记录患者一般状况、营养状况 □ 嘱患者继续注意保持大便通畅，保持肛门局部清洁	□ 指导患者对疾病的认识及日常保健 □ 指导患者坐浴、清洁伤口（出院后创面不再换药） □ 指导作息、饮食及活动 □ 指导复诊时间 □ 指导办理出院手续、结账等事项，进行出院宣教
病情变异记录	□ 无 □ 有 □ 原因：	□ 无 □ 有 □ 原因：	□ 无 □ 有 □ 原因：
护士签名			
医师签名			

第八章

肛周脓肿

一、肛周脓肿临床诊疗路径标准住院流程

1. 适用对象

第一诊断为肛周、直肠区脓肿拟行肛周脓肿切开引流术的患者。

2. 诊断依据

临床表现、查体及辅助检查。①肛门周围脓肿：位于肛门两侧边缘或后方，全身感染不明显；局部持续跳痛，排便加重，局部红肿、发硬、压痛，后期出现波动感，有波动后可自行破溃形成肛瘘，穿刺抽出脓液。必要时行肛管直肠压力测定、肛周或直肠B超或盆腔CT、纤维肠镜检查。②坐骨直肠窝脓肿：位于坐骨直肠间隙内，局部剧痛，全身症状明显如寒战、发热、乏力等；患侧肛门旁肿胀及触痛。指诊检查：患者明显触痛，有饱满及波动感，穿刺可抽出脓液。白细胞计数增高，直肠腔内B超或盆腔CT提示坐骨直肠窝液性占位，纤维肠镜检查排除结直肠疾病。③骨盆直肠窝脓肿：位于骨盆直肠窝内，全身感染症状明显，寒战、发热、乏力、头痛等；可有排尿困难及肛门部坠胀感。指诊检查：直肠前壁饱满，有波动感及明显触痛；穿刺可抽出脓液。白细胞计数增高，直肠腔内B超或盆腔CT见骨盆直肠窝液性占位，纤维肠镜检查排除结直肠疾病。

3. 治疗方案

拟行肛周脓肿切开引流术。

4. 标准住院日

一般为1~7天。

5. 进入路径标准

（1）第一诊断必须符合肛周、直肠区脓肿疾病编码。

（2）当患者合并其他疾病，但住院期间不需要特殊处理也不影响第一诊断的临床诊疗路径流程实施时，可以进入路径。

6. 术前准备（术前评估）

（1）必需的检查项目：①血常规、尿常规；②肝肾功能、电解质、凝血功能、感染性疾病筛查；③心电图、胸部 X 线片。

（2）必要时行肛管直肠压力测定、肛周或直肠 B 超或盆腔 CT、纤维肠镜检查。

7. 抗菌药物选择与使用时机

（1）抗菌药物：明确感染患者，可根据药敏试验结果调整抗菌药物。

（2）标本培养：在给予抗菌药物治疗之前应尽可能留取相关标本送培养，获病原菌后进行药敏试验，作为调整用药的依据，并于手术过程中采集病变部位标本做细菌培养及药敏试验。

（3）治疗性使用抗菌药物：一般宜用至体温正常、症状消退后 72～96 小时。

8. 手术日为入院当天

（1）麻醉方式：局麻、连续硬膜外麻醉或硬膜外蛛网膜下腔联合阻滞麻醉。

（2）手术：行肛周脓肿切开引流术或肛周脓肿一次性切开引流术。

（3）必要时术后脓肿壁组织液标本送常规、细菌培养和药敏。

9. 术后住院恢复（1～7 天）

（1）局部麻醉患者：术后即可进食，半小时后可下床活动。

（2）连续硬膜外麻醉或腰硬联合麻醉患者：术后去枕平卧，禁食、禁饮 6 小时，补液治疗；术后 6 小时可下床活动，可进流食。

（3）换药：每天伤口换药 1～2 次，较深创面可放置碘仿纱条或胶管凡士林引流条，并保持引流通畅。

（4）术后用药：治疗性使用抗菌药物、局部用药（栓剂、膏剂、洗剂）、口服药和物理治疗等。

（5）术后异常反应处理，①疼痛处理，酌情选用镇静药、止痛药；②术后尿潴留的预防及处理，理疗、针灸、局部封闭、导尿等；③伤口渗血处理，换药、出血点压迫或使用止血剂；④排便困难，口服软化大便药物，必要时诱导灌肠；⑤创面水肿，使用局部或全身消水肿药；⑥术后继发大出血的处理，压迫、填塞止血，必要时手术止血；⑦其他处理，呕吐、发热、头痛等，对症处理。

10. 出院标准

（1）患者一般情况良好，正常流质或半流质饮食，排便顺畅，无明显肛门周围疼痛，体温正常，无需要住院处理的并发症和（或）合并症。

（2）肛门部创面无异常分泌物，引流通畅，无明显水肿、出血。

11. 变异及原因分析

（1）手术后出现继发切口感染或持续性大出血、下肢静脉血栓等其他严重并发症时，导致住院时间延长与费用增加。

（2）伴发其他基础疾病需要进一步明确诊断，导致住院时间延长与费用增加。

二、肛周脓肿临床诊疗路径表（表38～表40）

表38　肛周脓肿临床诊疗路径A

时间	住院第1天（急诊手术）	
	术前与术中	术后
主要诊疗工作	□ 询问病史 □ 体格检查 □ 完成住院病历和首次病程记录 □ 开具检查检验单 □ 上级医师查房，初步确定诊治方案和特殊检查项目手术医嘱 □ 向患者及家属交代病情、手术安排及围术期注意事项 □ 签署手术知情同意书、自费用品协议书、输血同意书、麻醉同意书或授权委托书 □ 签署手术麻醉知情同意书，通知手术室急诊手术	□ 麻醉医师完成麻醉记录 □ 完成术后首次病程记录 □ 完成手术记录 □ 向患者及家属说明手术情况，交代病情观察及术后注意事项 □ 观察术后病情：排便情况、有无便血、切口情况（分泌物、水肿等）
重点医嘱	长期医嘱 □ 按普外科护理常规 □ 二级护理 □ 禁食或流质饮食 □ 使用抗菌药物 临时医嘱 □ 急查血常规、尿常规、肝肾功能、电解质、凝血功能，感染性疾病筛查 □ 急查心电图、胸片 □ 必要时行肛管直肠压力测定、肛周或直肠B超或盆腔CT、纤维肠镜检查 □ 术前准备（通便灌肠、术前镇静、备皮等） □ 在局麻或硬膜外麻醉下行肛周脓肿切开引流术	长期医嘱 □ 按腰硬外麻醉下肛周脓肿切开引流术后护理常规 □ 一级或二级护理 □ 禁食或流质饮食 □ 使用抗菌药物 □ 适当补液 临时医嘱 □ 创面渗血较多时，加用止血药 □ 伤口更换敷料
主要护理工作	□ 入院介绍 □ 入院评估 □ 健康教育、心理支持、生活护理 □ 患者相关检查配合的指导 □ 术前禁食、禁饮、沐浴、更衣、取下义齿、饰物 □ 告知患者及家属术前流程及注意事项 □ 指导术前注射麻醉用药后注意事项 □ 备皮、药物过敏试验、肠道准备等 □ 术前手术物品准备 □ 术前注射麻醉用药	□ 去枕平卧6小时，协助改变体位，6小时后可离床活动 □ 生活护理（一级或二级护理） □ 观察患者生命体征及伤口情况 □ 疼痛护理 □ 指导术后小便 □ 健康教育 □ 半流质饮食 □ 保持肛门清洁，切忌用力排便 □ 心理支持
病情变异记录	□ 无 □ 有 □ 原因：	□ 无 □ 有 □ 原因：
护士签名		

续表

时间	住院第1天（急诊手术）	
	术前与术中	术后
医师签名		

表39　肛周脓肿临床诊疗路径B

时间	住院第2天	住院第3～第5天
主要诊疗工作	□ 上级医师查房 □ 观察术后病情：排便情况、有无便血、切口情况（有无分泌物、水肿等） □ 完成术后的病程记录 □ 切口换药	□ 上级医师查房 □ 观察生命体征、术后病情及伤口评估 □ 观察切口及排便情况：有无便血、切口情况（有无分泌物、水肿等）、有无疼痛 □ 评估辅助检查结果 □ 完成病程记录 □ 必要时门诊肛门部理疗
重点医嘱	长期医嘱 □ 二级护理 □ 半流质饮食 □ 使用抗菌药物 □ 坐浴 □ 必要时肛门部理疗（红外线治疗、激光照射治疗等） □ 口服对症处理药物 临时医嘱 □ 适当补液 □ 创面渗血较多时，加用止血药 □ 伤口换药	长期医嘱 □ 二级护理 □ 半流质饮食 □ 使用抗菌药物 □ 坐浴 □ 必要时肛门部理疗（红外线治疗、激光照射治疗等） □ 口服相应对症处理药物 临时医嘱 □ 静滴抗菌药物 □ 伤口冲洗、换药
主要护理工作	□ 协助生活护理 □ 观察患者生命体征及伤口情况 □ 疼痛护理 □ 服药指导 □ 半流质饮食指导 □ 坐浴、肛门理疗指导 □ 健康教育 □ 保持肛门清洁，切忌用力排便 □ 心理支持	□ 协助生活护理 □ 观察患者命体征及伤口情况 □ 疼痛护理 □ 服药指导 □ 半流质饮食指导 □ 坐浴、肛门理疗指导 □ 健康教育 □ 保持肛门清洁，切忌用力排便 □ 心理支持
病情变异记录	□ 无 □ 有 □ 原因：	□ 无 □ 有 □ 原因：
护士签名		
医师签名		

表40 肛周脓肿临床诊疗路径C

时间	住院第6天 （术后第5天）	住院第7天 （出院日）
主要诊疗工作	□ 上级医师查房 □ 注意观察生命体征及切口和排便情况：有无便血、切口情况、有无疼痛等 □ 评估辅助检查结果 □ 完成常规病程记录 □ 评估患者术后康复情况	□ 上级医师查房，进行手术及伤口评估，确定有无手术并发症和切口愈合不良情况，明确是否出院 □ 通知患者及其家属出院 □ 向患者及其家属交代出院后注意事项，预约换药、复诊或有并发肛瘘时行第2次肛瘘切除时间 □ 完成出院记录、病案首页、出院证明书写 □ 将"出院小结"的副本交给患者或其家属
重点医嘱	长期医嘱 □ 二级护理 □ 普通饮食 □ 坐浴 □ 肛内用药：栓剂或乳剂 □ 肛门部理疗（红外线治疗、激光照射治疗等） □ 服软化大便药、消水肿药 临时医嘱 □ 伤口冲洗、换药	临时医嘱 □ 根据患者状况决定检查项目 □ 门诊换药 □ 出院带药
主要护理工作	□ 协助生活护理 □ 观察患者生命体征及伤口情况 □ 疼痛护理 □ 服药指导 □ 坐浴、肛门部理疗指导 □ 健康教育 □ 普通饮食 □ 保持肛门清洁，切忌用力排便 □ 心理支持	□ 出院指导 □ 协助办理出院手续 □ 复诊时间 □ 作息、饮食、活动 □ 服药指导 □ 日常保健 □ 清洁卫生 □ 疾病知识及后续治疗 □ 造口护理指导
病情变异记录	□ 无 □ 有 □ 原因：	□ 无 □ 有 □ 原因：
护士签名		
医师签名		

第九章

肛瘘

一、标准临床路径标准住院流程

1. 适用对象

第一诊断为肛瘘拟行肛瘘挂线术、肛瘘切除术、肛瘘切开术的患者。

2. 诊断依据

（1）病史：反复发作的肛周肿痛、流脓，急性期可发热。

（2）体格检查：体温、脉搏、肛周及会阴部查体、直肠指诊。

（3）实验室检查：血常规、分泌物培养。

（4）辅助检查：肛周彩超、直肠腔内彩超，必要时瘘管造影，盆腔CT、盆腔MRI。

（5）鉴别诊断：肛周皮脂腺感染、肛周毛囊腺感染、大汗腺炎等。

3. 进入路径标准

（1）第一诊断符合肛瘘疾病编码。

（2）有手术适应证，无手术禁忌证。

（3）当患者合并其他疾病，但住院期间不需要特殊处理也不影响第一诊断的临床诊疗路径流程实施时，可以进入路径。

4. 标准住院日

一般为6天。

5. 住院期间的检查项目

（1）必需的检查项目：①血常规、尿常规、便常规+潜血；②凝血功能、肝肾功能、感染性疾病筛查（乙肝、丙肝、艾滋病、梅毒等）、血型；③心电图；④胸片；⑤肛周彩超。

（2）根据患者病情进行的检查项目：盆腔CT、盆腔MRI、心脏彩超等。

6. 治疗方案

（1）诊断明确者，建议手术治疗。

（2）对于手术风险较大者（高龄、合并较严重内科疾病等），需向患者或家属详细交代病情；如不同意手术，应充分告知风险，予加强抗炎保守治疗。

（3）对于有明确手术禁忌证者，予抗炎保守治疗。

7. 预防性抗菌药物选择与使用时机

建议使用第二代头孢菌素；明确感染患者，可根据药敏试验结果调整抗菌药物。对本药或其他头孢菌素类药过敏者，对青霉素类药有过敏性休克史者禁用；肝肾功能不全、有胃肠道疾病史者慎用；使用本药前须进行皮试。若头孢类药物过敏，可替代应用其他种类抗生素。

8. 手术日为住院第 2 天

（1）麻醉方式：局部麻醉、连续硬膜外麻醉、联合麻醉和全麻。

（2）手术方式：肛瘘挂线术、肛瘘切除术、肛瘘切开术。

（3）病理：术后标本送病理检查。

（4）实验室检查：术中局部渗出物宜送细菌培养及药敏试验检查。

9. 术后住院恢复≤5 天

（1）连续硬膜外麻醉、联合麻醉和全麻患者，术后回病房平卧 6 小时后可进流食，继续补液抗感染治疗；局麻患者术后即可进食，半小时后可下床活动。

（2）饮食指导：术后逐步恢复正常进食。

（3）术后用药：局部用药（栓剂、膏剂、洗剂）；应用广谱抗菌药物和抗厌氧菌药物抗感染3～5天，可根据具体情况决定抗菌药物使用频率及使用时间。

（4）换药：术后每天换药1～2次，创面较深时，放置纱条引流并保持引流通畅。同时辅助以切口理疗（中药泡洗等）。

（5）术后检查：复查血常规。

（6）术后异常反应处理，①疼痛处理，酌情选用镇静、镇痛药物，患者自控镇痛泵等；②术后尿潴留的预防及处理，控制输液速度及输液量，理疗，导尿等；③切口渗血处理，换药、出血点压迫、使用止血剂；④排便困难，口服软化大便药物，必要时诱导灌肠；⑤创面水肿，使用局部或全身消肿药物；⑥术后继发大出血处理；⑦其他情况处理，呕吐、发热、头痛等，对症处理。

10. 出院标准

（1）患者一般情况良好，正常流质饮食或半流质饮质饮食，排便通畅，无明显肛门周围疼痛，体温正常，无须住院的并发症或合并症。

（2）肛门部创面无异常分泌物，引流通畅，无明显水肿及出血。

11. 变异及原因分析

（1）手术后出现继发切口感染或持续性大出血，下肢静脉血栓等其他严重并发症时，导致住院时间延长及费用增加。

（2）住院后出现其他内、外科疾病需进一步明确诊断，导致住院时间延长与费用增加。

二、肛瘘临床诊疗路径表（表41～表43）

表41 肛瘘临床诊疗路径A

时间	住院第1天	住院第2天	住院第3天
主要诊疗工作	□ 病史询问 □ 体格检查 □ 完善病例 □ 完善相关检查 □ 上级医师查房，制订治疗方案 □ 医患沟通，签署手术同意书，通知手术室 □ 完成术前辅助检查 □ 完成术前小结	□ 完成手术治疗并24小时内完成手术记录及术后首次病程记录 □ 观察生命体征及创面渗血情况 □ 评估疼痛程度 □ 了解术后排尿情况，必要时导尿	□ 消炎、消肿 □ 切口换药 □ 肛门部理疗
重点医嘱	长期医嘱 □ 肛肠科护理常规 □ 二级护理 □ 半流食 □ 自主体位 □ 生命体征监测 临时医嘱 □ 血常规、血型 □ 凝血 □ 病房生化 □ 乙肝五项、感染疾病筛查 □ 心电图 □ 胸片 □ 必要时盆腔MRI及直肠镜检查 □ 术前准备（肠道准备、备皮、佩戴腕带）	长期医嘱 □ 肛肠科术后护理常规 □ 二级护理 □ 全流食 □ 自主体位 临时医嘱 □ 心电监护 □ 氧气吸入 □ 血压、脉搏检测 □ 消炎、消肿、补液治疗	长期医嘱 □ 术后护理常规 □ 二级护理 □ 全流食 □ 自主体位 临时医嘱 □ 切口换药 □ 肛门部理疗
主要护理工作	□ 登记患者基本信息 □ 辅助完善术前准备 □ 宣教 □ 心理疏导	□ 静脉输液 □ 观察创面渗出及渗血情况 □ 宣教 □ 心理疏导	□ 静脉输液 □ 宣教 □ 心理疏导
病情变异记录	□ 无 □ 有 □ 原因：	□ 无 □ 有 □ 原因：	□ 无 □ 有 □ 原因：
护士签名			
医师签名			

表42 肛瘘临床诊疗路径B

时间	住院第2天（手术日）		住院第3天（手术后第1天）
	术前	术后	
主要诊疗工作	□完善术前准备 □上级医师查房 □完成手术治疗	□书写手术记录 □书写术后病程记录 □观察生命体征 □评估疼痛程度	□医师查房及病程记录 □观察术后生命体征 □观察手术切口情况 □评估疼痛程度
重点医嘱	长期医嘱 □肛肠科护理常规 □二级护理 □禁食、禁饮 临时医嘱 □口服其他内科疾病用药	长期医嘱 □停止术前长期医嘱 □肛肠科术后护理常规 □二级护理 □禁食、禁饮6小时后改全流食 □平卧6小时后改自主体位 □必要时保留导尿 □口服润肠通便药物、消肿止痛药 临时医嘱 □静脉输液（消炎、消肿药物等） □其他内科疾病用药	长期医嘱 □肛肠科术后护理常规 □二级护理 □消炎、消肿治疗 □注意切口疼痛及渗出 □必要时口服通便药物 □口服消肿药物 临时医嘱 □静脉输液（消炎、消肿药物等） □其他内科疾病用药
主要护理工作	□交接患者 □输液治疗 □观察创面渗出情况 □饮食指导 □健康咨询	□输液治疗 □观察患者一般情况、创面渗出及渗血情况 □饮食指导	□输液治疗 □观察创面渗出及渗血情况 □饮食指导
病情变异记录	□无 □有 □原因：	□无 □有 □原因：	□无 □有 □原因：
护士签名			
医师签名			

表43 肛瘘临床诊疗路径C

时间	住院第4天 （术后第2天）	住院第5天 （术后第3天）	住院第6天 （术后第4天）
主要 诊疗 工作	□ 书写病程记录 □ 上级医师查房 □ 观察患者切口情况、疼痛情况、切口有无渗血 □ 切口换药及理疗	□ 书写病程记录 □ 观察患者切口情况、疼痛情况、切口有无渗血 □ 切口换药及理疗	□ 书写病程记录 □ 观察患者切口情况、疼痛情况、切口有无渗血 □ 切口换药及理疗
重点 医嘱	长期医嘱 □ 肛肠科术后护理常规 □ 二级护理 □ 半流食或低盐、低脂饮食或糖尿病饮食 □ 使用抗菌药物 □ 口服对症治疗药物 □ 切口换药 临时医嘱 □ 适当补液 □ 创面渗血较多时使用止血药	长期医嘱 □ 肛肠科术后护理常规 □ 二级护理 □ 半流食或低盐、低脂饮食或糖尿病饮食 □ 使用抗菌药物 □ 口服对症治疗药物 □ 切口换药 临时医嘱 □ 适当补液 □ 创面渗血较多时使用止血药	长期医嘱 □ 肛肠科术后护理常规 □ 二级护理 □ 半流食或低盐、低脂饮食或糖尿病饮食 □ 使用抗菌药物 □ 口服对症治疗药物 □ 切口换药 临时医嘱 □ 适当补液 □ 复查血常规 □ 创面渗血较多时使用止血药物
主要 护理 工作	□ 输液治疗 □ 观察创面渗出及渗血情况 □ 饮食指导	□ 输液治疗 □ 观察创面渗出及渗血情况 □ 饮食指导	□ 输液治疗 □ 观察创面渗出及渗血情况 □ 饮食指导
病情 变异 记录	□ 无 □ 有 □ 原因：	□ 无 □ 有 □ 原因：	□ 无 □ 有 □ 原因：
护士 签名			
医师 签名			

第十章

血栓性外痔

一、血栓性外痔临床诊疗路径标准住院流程

1. 适用对象

第一诊断为血栓性外痔拟行血栓性外痔切除术的患者。

2. 诊断依据

（1）临床表现：肛门不适、潮湿不沽；发生血栓时，肛门局部剧痛，起病突然。

（2）体格检查：肛门直肠指检，必要时行直肠、乙状结肠硬镜或纤维肠镜检查。

3. 治疗方案

（1）一般治疗：包括增加水分摄入及膳食纤维，保持大便通畅，防治便秘和腹泻，温热坐浴，保持会阴清洁等。

（2）手术治疗：血栓性外痔通常伴有明显的疼痛，应急诊手术减压、去除血栓。

4. 标准住院日

一般为3天。

5. 进入路径标准

（1）第一诊断必须符合血栓性外痔疾病编码。

（2）当患者同时具有其他疾病诊断，但在住院期间不需特殊处理也不影响第一诊断的临床诊疗路径流程实施时，可以进入路径。

6. 术前准备（术前评估）1天

（1）必需的检查项目：①血常规、尿常规；②肝肾功能、电解质、凝血功能、血型、感染性疾病筛查；③心电图、X线胸片。

（2）必要时行直肠、乙状结肠硬镜或纤维肠镜检查。

7. 预防性抗菌药物选择与使用时机

预防性抗菌药物需结合患者的病情决定抗菌药物的选择。

8. 手术日为入院当天

（1）麻醉方式：局麻、连续硬膜外麻醉或硬膜外蛛网膜下腔联合阻滞麻醉。

（2）急诊手术：行血栓性外痔切除术。

（3）术后标本送病理。

9. 术后住院恢复2天

（1）局部麻醉患者：术后即可进食，半小时后可下床活动、进食。

（2）连续硬膜外麻醉或腰硬联合麻醉患者：术后去枕平卧、禁食6小时，补液治疗；术后6小时可下床活动，可进流食。

（3）换药：每天切口换药1～2次，较深创面可放置纱条引流并保持引流通畅。

（4）术后用药：局部用药（栓剂、膏剂、洗剂）、口服药、物理治疗等。

（5）术后异常反应处理：①疼痛处理：酌情选用镇静药、止痛药、患者自控镇痛泵等；②术后尿潴留的预防及处理：理疗、针灸、局部封闭、导尿等；③伤口渗血处理：换药、出血点压迫，使用止血剂；④排便困难：口服软化大便药物，必要时诱导灌肠；⑤创面水肿：使用局部或全身消水肿药；⑥术后继发性大出血的处理；⑦其他情况处理：呕吐、发热、头痛等，对症处理。

10. 出院标准

（1）患者一般情况良好，正常饮食，排便顺畅，无明显排便时肛门疼痛，各项实验室检查结果正常，体温正常。

（2）肛门部创面无异常分泌物，引流通畅，无明显水肿、出血。

11. 变异及原因分析

（1）手术后出现继发切口感染或持续性大出血等并发症时，导致住院时间延长与费用增加。

（2）伴发其他基础疾病需要进一步明确诊断，导致住院时间延长与费用增加。

二、血栓性外痔临床诊疗路径（表44）

表44　血栓性外痔临床诊疗路径

时间	住院第1天 （急诊手术）	住院第2天 （术后第1天）	住院第3天 （出院日）
主要诊疗工作	□ 询问病史 □ 体格检查 □ 完善病历 □ 进行相关检查，完成病历书写 □ 上级医师查房，制订治疗方案 □ 医患沟通，签署手术知情同意书，通知手术室，急诊手术 □ 手术24小时内完成手术记录、术后首次病程记录	□ 上级医师查房，评估辅助检查结果 □ 观察术后病情：排便情况、有无便血、切口情况（分泌物、水肿等） □ 完成术后病程记录 □ 切口换药	□ 观察术后病情 □ 确定符合出院指征 □ 向患者交代出院注意事项、复查日期 □ 完成病历书写 □ 通知出院
重点医嘱	长期医嘱 □ 术前禁食 □ 二级护理 临时医嘱 □ 急查血常规、尿常规、血型、肝肾功能、电解质、凝血功能、感染性疾病筛查 □ 急查心电图、胸片 □ 必要时行直肠、乙状结肠硬镜或纤维肠镜检查 □ 术前准备（通便灌肠、术前镇静、备皮等） □ 行血栓性外痔切除术	长期医嘱 □ 二级护理 □ 半流质饮食（创面较大或有肛周缝合切口者，应先禁食1～2天，并限制排便） □ 坐浴 □ 肛门部理疗（红外线治疗、激光照射治疗等） □ 口服软化大便药、消水肿药 临时医嘱 □ 创面渗血较多时，加用止血药	□ 出院医嘱 □ 出院带药 □ 门诊随诊
主要护理工作	□ 患者一般状况资料登记，建立护理记录 □ 术前准备 □ 术后护理	□ 观察患者一般状况、营养状况 □ 嘱患者保持肛门清洁，切忌用力排便	□ 记录患者一般状况、营养状况 □ 嘱患者出院后继续注意保持大便通畅，保持肛门局部清洁
病情变异记录	□ 无 □ 有 □ 原因：	□ 无 □ 有 □ 原因：	□ 无 □ 有 □ 原因：
护士签名			
医师签名			

第十一章

直肠息肉

一、直肠息肉临床诊疗路径标准住院流程

1. 适用对象

第一诊断为直肠息肉拟行息肉切除术的患者。

2. 诊断依据

（1）症状：大便带血，肛门肿物脱出，大便次数增多，黏液便或黏液血便。

（2）体征：直肠指检触及质软、有弹性或带蒂的肿物，指套或带血或黏液。

（3）肠镜提示：如无法做肠镜可考虑 CT 等检查。

3. 治疗方案

（1）对于有蒂息肉，直径小于 2 cm 的广基息肉，非息肉病者，可行经肛门的切除术或行内镜下圈套摘除、活检钳钳除、高频电凝凝除。

（2）对直径大于 2 cm 的广基息肉，可根据临床实际情况选择手术方案。①经肛门手术：适用于位于腹膜返折以下直肠息肉。②经腹手术：适应于腹膜返折以上基底直径大于 2 cm 的息肉。③内镜黏膜下剥离术：直径大于 2 cm 的广基息肉，病变仅位于黏膜层。④对于距肛缘 5～15 cm 者，有条件可行经肛门内镜下的息肉切除术。⑤对于距肛缘 5～10 cm 者，也可行经肛门括约肌途径的切除术。

4. 标准住院日

一般为 4～9 天。

5. 进入路径标准

（1）第一诊断必须符合直肠息肉疾病编码。

（2）门诊纤维内镜不能切除的广基息肉，病理未排除腺瘤癌变、家族性腺瘤性息肉病的患者。

（3）当患者同时具有其他疾病诊断，但在住院期间不需要特殊处理也不影响第一诊断的临床诊疗路径流程实施时，可以进入路径。

6. 术前准备 1 天

（1）必需的检查项目：①血常规、尿常规、便常规＋潜血。②肝肾功能、电解质、血型、凝血功能、感染性疾病筛查（乙肝、丙肝、梅毒、艾滋病等）。③胸片、心电图。

7. 预防性抗菌药物选择与使用时机

预防性抗菌药物需结合患者的病情决定抗菌药物的选择，预防性用药时间为 1 天。

8. 手术日为入院第 2 天

（1）麻醉方式：全身麻醉或局部麻醉。

（2）手术内固定物：吻合器的应用。

（3）术中用药：麻醉常规用药。

（4）输血：视术中情况而定。

（5）病理学检查：冰冻加石蜡切片。

9. 术后住院恢复 2～7 天

可根据患者情况复查血常规、肝功能、电解质。

10. 出院标准

（1）伤口愈合好，伤口无感染及皮下积液，引流管拔除或无便血，体温正常。

（2）没有需要住院处理的并发症。

11. 变异及原因分析

（1）息肉性质判断与术中情况或术后病理不符，需进行相关检查和治疗，导致住院时间延长。

（2）腺瘤癌变术前病理分期，需进行相关检查。

（3）息肉大小、数目、性质影响手术方式的选择。

（4）腺瘤癌变者（高级别上皮内瘤变）患者，按直肠癌临床诊疗路径执行。

（5）有影响手术的并发症，需要进行相关的诊断和治疗。

二、直肠息肉临床诊疗路径表（表45～表46）

表45　直肠息肉临床诊疗路径A

时间	门诊	住院第1天 （手术准备日）	住院第2天 （手术日）
主要诊疗工作	□ 询问病史 □ 体格检查 □ 完成门诊病历 □ 完善检查 □ 完成纤维结肠镜检查及病理学检查	□ 上级医师查房 □ 完成术前准备与术前评估 □ 根据体检、肠镜、病理等，行术前讨论，确定手术方案 □ 完成必要的相关科室会诊 □ 向患者及家属交代病情，签署手术同意书 □ 麻醉师访视并签麻醉同意书	□ 上级医师查房 □ 手术 □ 根据术中病理决定手术方式、术者完成手术记录 □ 住院医师完成术后病程 □ 向患者及家属交代病情及术后注意事项
重点医嘱	□ 门诊处方 □ 血常规、凝血功能（可术前完成） □ 纤维结肠镜	长期医嘱 □ 普通外科护理常规 □ 二级护理 临时医嘱 □ 血常规、尿常规、便常规+潜血 □ 肝肾功能、电解质、血型、凝血功能、感染性疾病筛查 □ 心电图、正侧位胸片 □ 术前准备 □ 拟明日全麻或局部麻醉行息肉切除术 □ 禁食水 □ 留置尿管 □ 抗菌药物（术中） □ 术前肠道准备：口服泻药+清洁灌肠 □ 麻醉辅助药（术前30分钟）	长期医嘱 □ 今日行直肠息肉切除术 □ 普通外科术后护理常规 □ 一级护理 □ 禁食、禁饮 □ 低流量吸氧 □ 尿管接无菌引流袋、记量 □ 会阴抹洗 □ 记24小时尿量 □ 抗菌药物 临时医嘱 □ 术中抗菌药物 □ 心电监护（必要时） □ 血常规、电解质 □ 镇痛、镇静（必要时） □ 更换敷料
主要护理工作	□ 患者活动：无限制 □ 饮食：半流或全流 □ 肠道准备等检查说明及指导 □ 心理支持	□ 患者活动：无限制 □ 禁食 □ 心理支持 □ 入院护理评估 □ 术前准备	□ 禁食、禁饮 □ 观察患者病情变化 □ 术后生活、心理护理 □ 术后疼痛护理及指导 □ 留置管道护理及指导 □ 记录出入量
病情变异记录	□ 无 □ 有 □ 原因：	□ 无 □ 有 □ 原因：	□ 无 □ 有 □ 原因：
护士签名			
医师签名			

表 46 直肠息肉临床诊疗路径 B

时间	住院第 3 天 （术后第 1 天）	住院第 4～第 9 天 （出院日）
主要 诊疗 工作	□ 上级医师查房，注意病情变化 □ 完成常规病历书写 □ 注意观察心率、血压、血氧、呼吸、体温 □ 评估伤口情况 □ 根据病情可考虑拔除尿管	□ 上级医师查房，进行手术评估，确定是否出院 □ 评估肠鸣音及注意肛门排气、排便情况 □ 视情况予流质饮食 □ 完成常规病历、出院记录、病案首页、出院证明书 □ 向患者交代出院后的注意事项 □ 将"出院小结"的副本交给患者
重点 医嘱	长期医嘱 □ 直肠息肉切除术后护理常规 □ 一级护理 □ 根据病情可进水和清流饮食 □ 低流量吸氧 □ 尿管接无菌引流袋 □ 会阴抹洗，一天两次 □ 记 24 小时尿量 □ 停抗菌药物（酌情） 临时医嘱 □ 更换敷料（视情况）	□ 出院医嘱 □ 拔除尿管 □ 更换敷料 □ 切口拆线 □ 门诊随诊
主要 护理 工作	□ 观察患者病情变化 □ 术后心理护理 □ 术后疼痛护理及指导 □ 术后生活护理 □ 留置管道护理及指导 □ 会阴或伤口皮肤护理 □ 记录出入量	□ 指导患者术后康复锻炼 □ 指导出院后饮食及活动 □ 帮助患者办理出院手续、交费等事项
病情 变异 记录	□ 无 □ 有 □ 原因：	□ 无 □ 有 □ 原因：
护士 签名		
医师 签名		

参考文献

1. 中华医学会.临床诊疗指南：外科学分册.北京：人民卫生出版社，2006.

2. 吴在德，吴肇汉.外科学.7版.北京：人民卫生出版社，1984.

3. 王吉甫.胃肠外科学.北京：人民卫生出版社，2000.

4. 吴孟超，吴在德.黄家驷外科学.7版.北京：人民卫生出版社，2008.

5. 中华医学会.临床技术操作规范：外科学分册.北京：人民卫生出版社，2009.

6. 中华人民共和国卫生部.临床诊疗路径目录—普通外科.卫办医改发（2009）175号.